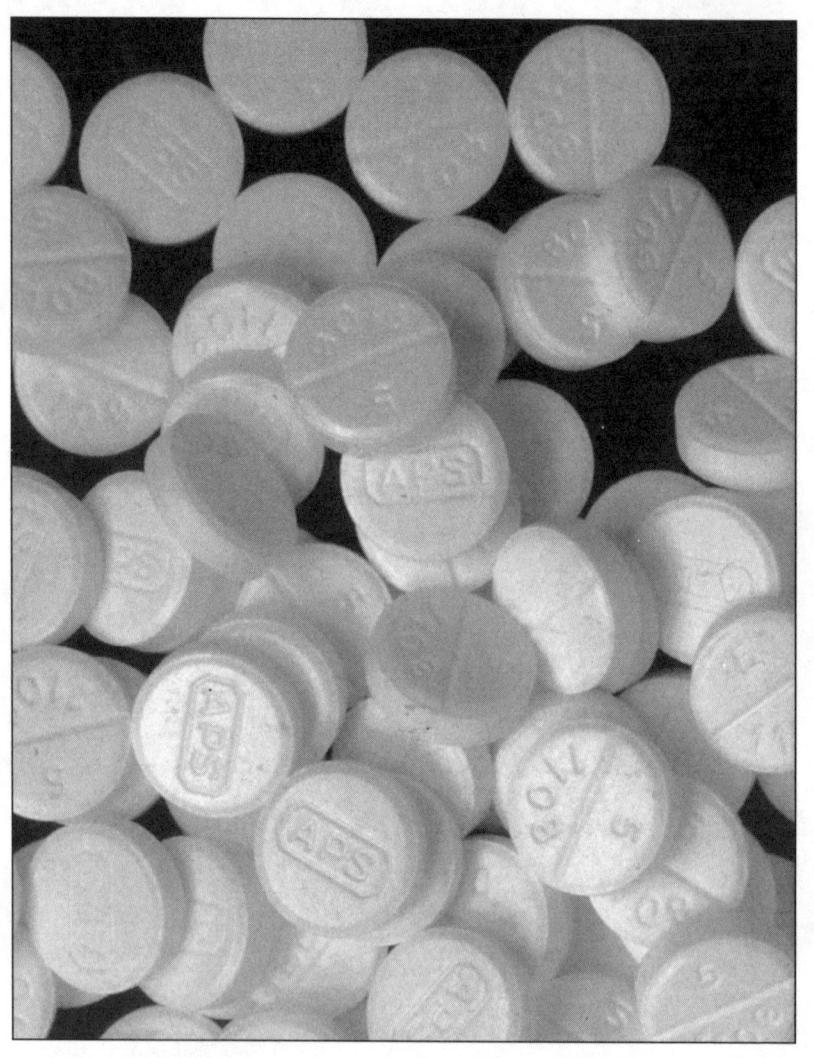

Scott K. Veggeberg

Pillen fürs Bewußtsein

Was Medikamente im
Gehirn bewirken

Vorwort von Richard Restak
Nachwort von Thomas Metzinger

KNESEBECK

Erstveröffentlichung unter dem Titel *Medication of the Mind*
bei Henry Holt and Company, Inc.
Copyright © 1996 Robert Ubell Associates, Inc.

Aus dem Englischen übersetzt von
Martin Rometsch

Die Deutsche Bibliothek – CIP-Einheitsaufnahme
Veggeberg, Scott K.: *Pillen fürs Bewußtsein :*
was Medikamente im Gehirn bewirken / Scott K. Veggeberg.
Aus dem Engl. von Martin Rometsch. - Dt. Erstausg. - München :
Knesebeck, 1997
Einheitssacht.: Medication of the mind <dt.>
ISBN 3-89660-028-1

Deutsche Erstausgabe
Copyright © 1997 von dem Knesebeck & Co.
Verlags KG, München
Umschlag: Zembsch' Werkstatt, München
Umschlagabbildung: Dana Spaeth/Photonica
Herstellung: Heidi Kitz, München
Satz: Satz & Repro Grieb, München
Druck und Bindung: Clausen & Bosse, Leck
Printed in Germany

Inhalt

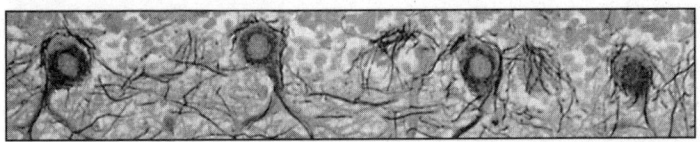

Neuronen

Vorwort

von Richard Restak

George Washington University

Chemische Mittel, die das Gehirn und das Verhalten beeinflussen, werden seit Tausenden von Jahren benutzt. In uralten indischen Texten ist von *Rauwolfia serpentina* die Rede, die Nervosität linderte. Studien in den fünfziger Jahren zeigten, daß diese Pflanze Reserpin enthält, das später zum meistverordneten Neuroleptikum (Antipsychotikum) wurde. Etwa zur selben Zeit identifizierte man weitere in der Natur vorkommende Stoffe, die die Persönlichkeit verändern, zum Beispiel Meskalin, Peyote und andere »magische Drogen« aus den Urwäldern Südamerikas und dem westlichen Teil des Amazonasbeckens. Albert Hofmann synthetisierte LSD und lieferte damit ein weiteres Indiz dafür, daß »bestimmte Geisteskrankheiten, von denen man bisher annahm, daß sie rein seelisch bedingt seien, eine biochemische Ursache haben«. In den letzten drei Jahrzehnten hat die Suche nach diesen biochemischen Einflüssen auf Gesundheit und Krankheit unsere Vorstellung von der Natur des Denkens, der Gefühle und des Verhaltens radikal verändert. Psychologische Theorien mußten neurochemischen Erklärungen weichen, und die Forscher bemühten sich, neue Medikamente zu entwickeln, die stärker auf die Psyche einwirkten.

Die ersten Erfolge waren zum großen Teil dem Zufall zu verdanken. Meaphen, das Neuroleptikum, das Menschen mit emotionalen Störungen aus den psychiatrischen Kliniken befreite und eine Wiedereingliederung in die soziale Gemeinschaft ermöglichte, war ein Glückstreffer der Forschung, die nach einem neuen Antihistamin für die Chirurgie suchte. Die Monoaminoxidasehemmer, noch heute benutzte Antidepressiva, wurden entdeckt, weil jemandem die antriebssteigernde Wirkung eines Medikaments auffiel, das bei der Behandlung der Tuberkulose eingesetzt wurde. Auf Lithium, ein natürliches Element, das man heute benutzt, um Stimmungsschwankungen bei Manisch-Depressiven auszugleichen, stießen Wissenschaftler, als sie Lithiumurat, die löslichste Form der Harnsäure, willkürlich für ein Experiment auswählten und verabreichten.

Dieses Herumexperimentieren am Gehirn wäre weitergegangen, hätte es nicht einen Durchbruch gegeben, der die Theorien vereinheitlichte und Kräfte freisetzte: die Entdeckung der Rezeptoren. Neurotransmitter, die zu den Botenstoffen des Gehirns gehören, passen genau in ihre Rezeptoren und werden daher oft mit Schlüssel und Schloß verglichen. Diese Analogie ist zwar hilfreich, aber sie vereinfacht etwas zu stark, weil Rezeptoren nicht solide und unveränderlich wie Schlösser und Schlüssel sind, sondern Proteine in der Membran der lebenden, sich unaufhörlich verändernden Nervenzelle. Wie alle Proteine in lebenden Organismen können auch Rezeptoren ihre Struktur und ihre Form ändern, in manchen Fällen sogar ihre Identität, so daß sie auf neue oder strukturell ähnliche Neurotransmitter reagieren. Die erste Generation der Psychopharmaka, die wir der Rezeptorenforschung verdanken, waren »schmutzige« Drogen: Sie wirkten nicht nur auf ein einziges Transmitter-Rezeptor-Paar ein und hatten infolgedessen viele Nebenwirkungen. Einige davon waren so unangenehm, daß die Patienten es vorzogen, krank zu bleiben. Aber die Neuropharmakologen forschten weiter; sie vertieften ihr Wissen und ihre Sachkenntnis – und schließlich entwickelten sie neue, »saubere« Medikamente, die nur noch einen Rezeptor ansprechen. Prozac (mit dem Wirkstoff Fluoxetin; in Deutschland unter dem Handelsnamen Fluctin bekannt), Sertralin und Tagonis (mit dem Wirkstoff Paroxetinhydrochlorid) sind die ersten rezeptorspezifischen Pharmaka. Die Wirksamkeit dieser Antagonisten der Serotoninwiederaufnahme (sie heißen so, weil sie die Fähigkeit haben, die Menge des vorhandenen Serotonins im synaptischen Spalt zwischen den Nervenzellen zu vermehren) bei der Behandlung von Depressionen übertraf die Erwartungen selbst der anspruchsvollsten Patienten und Ärzte. Aber am eindrucksvollsten ist wohl ihre positive Wirkung auf Menschen, die an leichten Störungen leiden, etwa auf Depressive, die ihr normales Leben jetzt fortsetzen können und sich nicht einmal auffällig verhalten. Was sagt uns das über den Geist, wenn durch einen chemischen Stoff unsere Einstellung zur Welt und unser Platz darin so subtil verändert werden können, daß der Kranke nur wenige oder gar keine Nebenwirkungen verspürt, die sonst mit der Einnahme von Medikamenten verbunden sind? Während Ethiker und andere Leute über solchen Fragen grübeln, geht die Entwicklung der nächsten Generation bewußtseinsverändernder Medikamente weiter.

Heute sind schon Medikamente denkbar, die das Gedächtnis stärken. Das jedenfalls legt die Forschung nahe, die sich mit der Entwicklung von Pharmaka zur Behandlung der Alzheimerschen Krankheit befaßt. Wieder einmal zeigt sich, daß die Anstrengungen, das Los der Leidenden in unserer Gesellschaft zu lindern, mitunter auch den Gesunden zugute kommen. Wir dürfen allerdings nicht vergessen, daß wir Geschöpfe sind, die Symbole und eine Sprache haben und deren Menschlichkeit niemals allein auf Chemie zurückzuführen ist. Worte, Ideen und Phantasien beeinflussen uns, wie Freud und andere mit Recht behauptet haben. Doch das rechtfertigt nicht einen Entweder-oder-Standpunkt – *entweder* »Gesprächs«-Therapie *oder* Neuropharmaka –, wenn es gilt, Störungen im Denken und Fühlen zu beseitigen. Die Worte und Ideen, die uns bewegen, verändern auch die Chemie unseres Gehirns, und innerhalb dieses Prozesses ist viel Zeit und Raum für jene Dinge, die uns Menschen von allen anderen Kreaturen unterscheiden. Geist und Gehirn sind die zwei Seiten einer Medaille: Betrachten wir die eine Seite, so erscheint alles als reine Biologie, drehen wir die Münze um, stehen wir der subjektiven Welt der Gedanken, Träume und Bilder gegenüber, die den menschlichen Geist formen. Insofern sind wir Hybriden – keine Sklaven der Biologie, aber auch nicht ganz unabhängig von den Einflüssen der Struktur und Funktion unseres Gehirns. Es wird auch in Zukunft verschiedene Arten der Psychotherapie geben, die emotionale Störungen ohne Medikamente behandeln und sich nicht unbedingt um das Gehirn kümmern. Seelische Krankheiten entstehen immer in einem Umfeld, und die geschickte Manipulation dieses Umfelds und die Reaktion des Kranken darauf können oft nützlicher sein als jede heute verfügbare oder vorstellbare Medizin.

1
Kann Prozac Freud ersetzen?

Das Gehirn ist immer noch das rätselhafteste Organ des Körpers. Wir wissen, daß es etwa 100 Milliarden Neuronen enthält; aber die Neurowissenschaftler haben noch keine klare Vorstellung davon, warum beispielsweise sechs Millionen Hirnzellen aktiv werden müssen, nur damit wir den süßen Duft einer Banane vom durchdringenden Geruch eines Bieres unterscheiden können.

Dennoch ist das Gehirn nicht mehr das unbekannte Gebilde, das jahrtausendelang jedem Erklärungsversuch trotzte. Heute wissen wir eine ganze Menge darüber, wie das Gehirn auf der Ebene der Zellen und der biochemischen Abläufe arbeitet. Viele Neurowissenschaftler glauben sogar, daß unser Denken hauptsächlich von der Gehirnchemie und von den komplexen Interaktionen der Billionen Verbindungen zwischen den Neuronen, die wir Synapsen nennen, abhängt.

Viele sind der Meinung, daß alle unsere Gedanken, Träume und Gefühle – alles, aus dem die ätherische Substanz besteht, die wir Geist nennen – das Produkt des verwickelten Zusammenspiels zwischen Chemie und Synapsen sind. Erst vor kurzem haben wir entdeckt, daß verschiedene Gehirnfunktionen von unterschiedlichen Teilen dieses Organs gesteuert werden (man spricht von einer »parallelen und verteilten Verarbeitung«) und das Gehirn nicht immer als Ganzes arbeitet. Wenn Sie diese Worte lesen, sind mehrere Teile des Gehirns aktiv: ein Feld im hinteren Teil des Gehirns, das mit dem Lesen zu tun hat, ein Feld im seitlichen Teil, das Worte erkennt, und andere Areale im Stirnlappen, die Bilder zusammensetzen. Mit bildgebenden Verfahren wie der Positronenemissionstomographie (PET) und der Kernspinresonanztomographie (Magnetic Resonance Imaging, MRI) kann man sogar beobachten, wie diese Felder »aufleuchten«, wenn sie aktiv werden.

Heute hält man Geisteskrankheiten für eine Störung der normalen Verarbeitung komplexer Informationen. Es ist, als bestehe das Gehirn aus mehreren separaten Computern, die alle an verschiedenen Problemen oder Aspekten eines Problems arbeiten und zu einem Netzwerk verbunden sind. Wenn ein Rechner ausfällt oder das Netzwerk Informationen nicht weiterleitet, bricht das System zusammen: Der Geist gerät aus dem Gleichgewicht. Das Gehirn ist jedoch kein Mikroprozessor, und der Geist ist kein Computerprogramm. Das Gehirn ist ein Organ, das biochemisch, nicht elektrisch betrieben wird. So gesehen helfen wir einem kranken Geist am besten, wenn wir das Gehirn wie jedes andere Organ behandeln, also mit Medikamenten, die sein biochemisches Gleichgewicht wiederherstellen können.

Dies ist die Grundlage der sogenannten »biologischen Revolution« in der Psychiatrie. Die meisten Neurowissenschaftler und Psychiater betrachten Geisteskrankheiten heute als organische Krankheiten, deren Ursache eine fehlerhafte Hirnfunktion ist, nicht wirbelnde Ströme unbewußter Gedan-

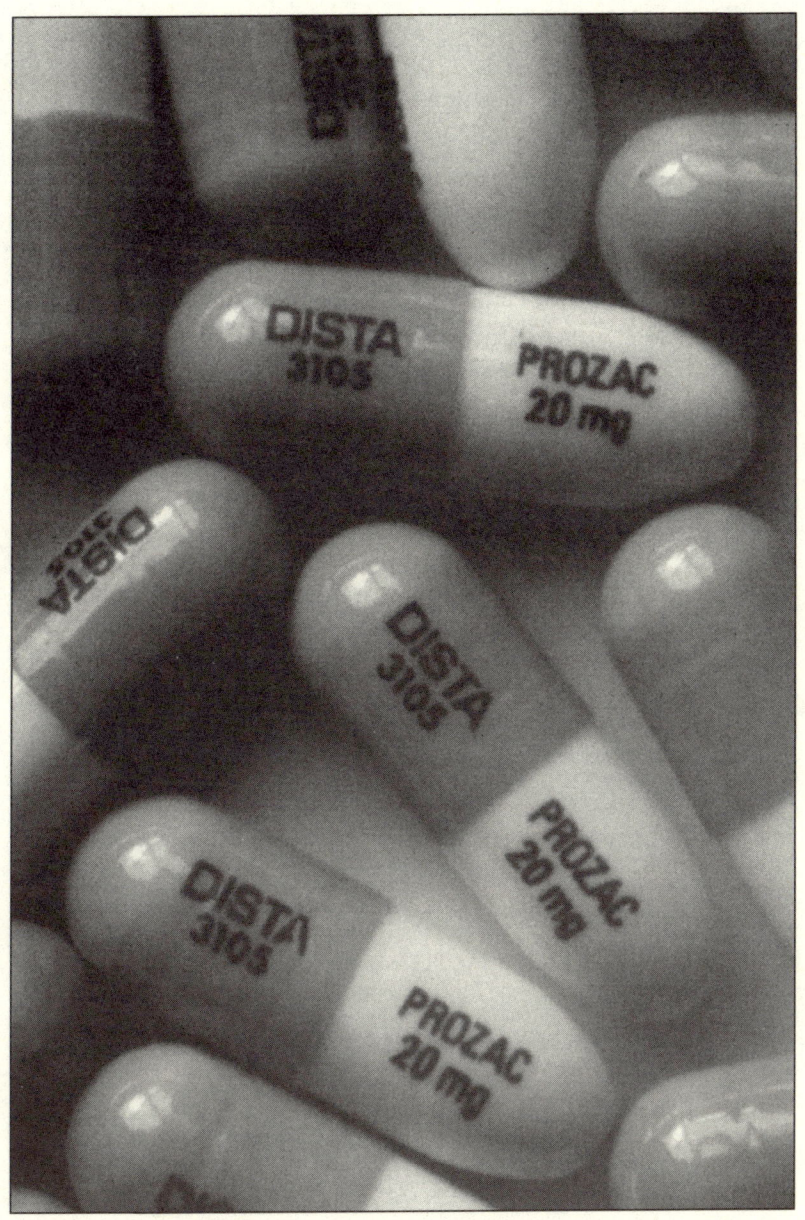

Prozac-Kapseln

ken, die als körperliche und seelische Symptome zutage treten. Allerdings gelten Erziehung, Gesellschaft, Kindheitstraumen und alles, was zur Umwelt gehört, immer noch als wichtige Faktoren bei der Formung unseres Bewußtseins. Nur etwa ein Prozent der Bevölkerung leidet beispielsweise an Schizophrenie. Wird diese Krankheit jedoch bei einem eineiigen Zwilling festgestellt, so beträgt die Wahrscheinlichkeit 50 Prozent, daß der andere Zwilling ebenfalls schizophren ist oder wird. Die Gene sind also bei dieser Geisteskrankheit recht wichtig; aber auch Umwelteinflüsse müssen eine große Rolle spielen.

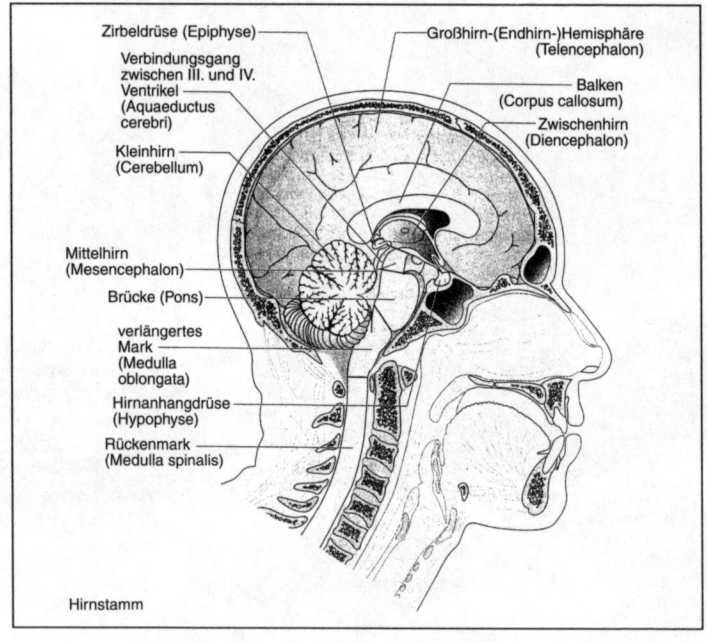

Der innere Aufbau des Gehirns

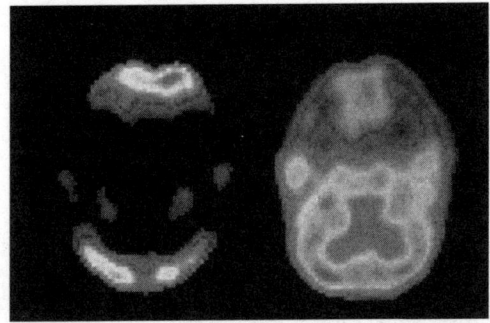

PET eines an Alzheimer erkrankten (links) und eines normalen Gehirns (rechts)

Dennoch herrscht die Ansicht vor, daß Geisteskrankheiten eine organische Ursache haben, und heute sind Medikamente wie Chlorpromazin gegen Schizophrenie und Lithium gegen bipolare Störungen gebräuchlich, wie wir im Kapitel 3 sehen werden. Neue Psychopharmaka – wie zum Beispiel Prozac und Sertralin – vertreiben die dunklen Wolken der Depression, und manche behaupten, daß sie noch mehr bewirken. Nach Peter Kramer, dem Autor des umstrittenen Buches *Listening to Prozac*, machen Antidepressiva nicht nur einen kranken Geist gesund, sondern sie können oft einen normalen Geist verbessern und ihm zu einer nie gekannten positiven Einstellung verhelfen.

Manche Psychiater glauben immer noch an die Gesprächstherapie, deren Pionier Sigmund Freud war (auf ihn gehen wir im Kapitel 8 ein), und sind davon überzeugt, daß Geisteskrankheiten keine organische Ursache haben, sondern vor allem auf Traumen in der Kindheit und auf Umweltfaktoren zurückgehen. Anhänger der Psychotherapie, etwa Peter Breggin, der Verfasser der Bücher *Toxic Psychiatry* und *Talking Back*

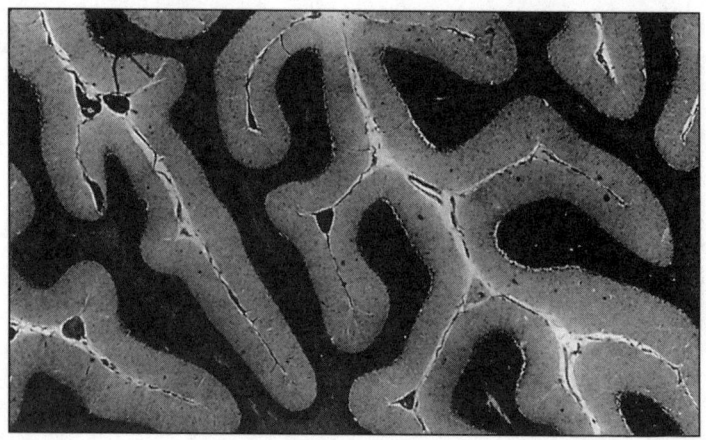

Schnitt durch die Hirnrinde (Cortex)

to Prozac, sind der Meinung, daß wir nicht ausschließlich von unserer angeborenen Chemie unseres Gehirns regiert werden. Breggin ist der Ansicht, Erziehung und Umwelt seien bei der Formung des Geistes entscheidend. Auf diese Argumente gehen wir im Kapitel 9 näher ein. Die meisten Wissenschaftler vertreten – zumindest zur Zeit – die Auffassung, daß unser Denken und Handeln in erster Linie vom Zustand des Gehirns bestimmt werden, den uns die Natur mitgegeben hat und nicht unsere Erziehung die hauptsächliche Komponente darstellt. Und die medikamentöse Therapie erscheint ihnen für die Heilung schwerer geistiger Störungen am erfolgversprechendsten.

Wenn die organische Struktur wirklich den Geist regiert, dann bestimmen die Gene diese Struktur. Eine beunruhigende Frage, die wir uns erst seit kurzem stellen, lautet: Können wir

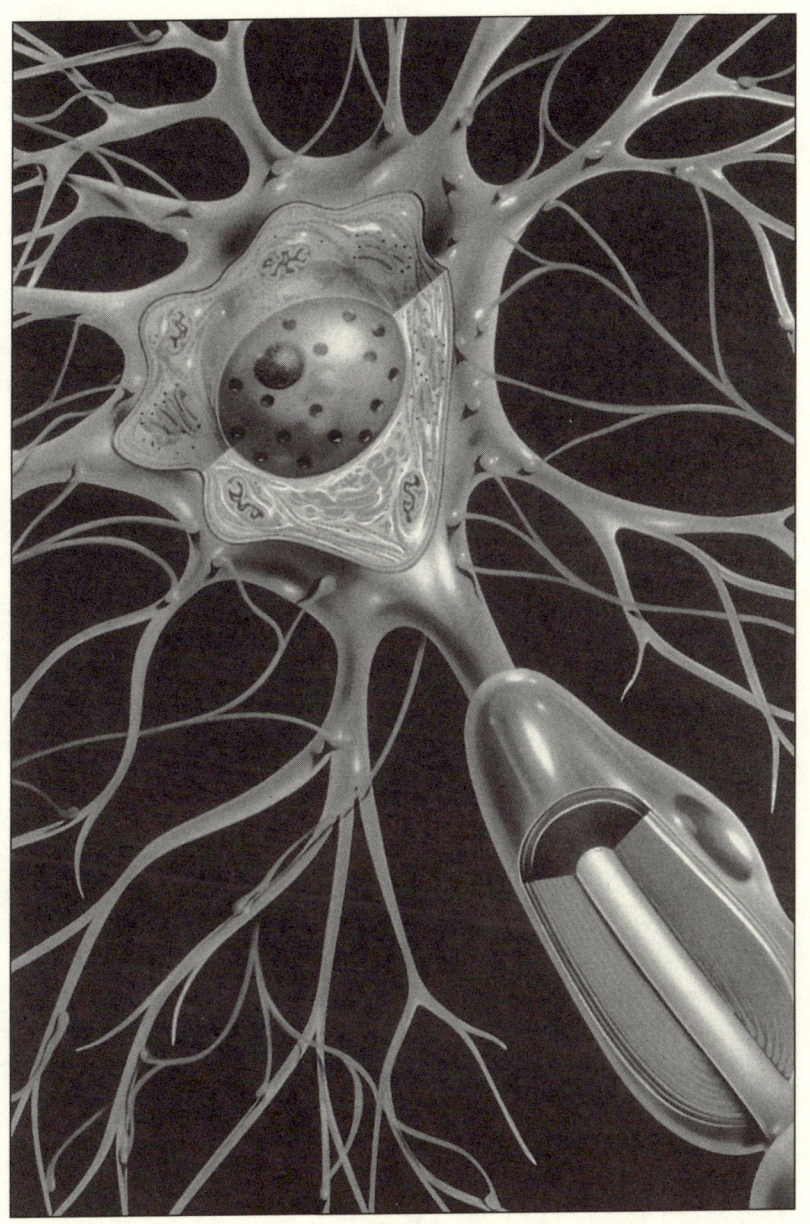

Schnitt durch ein Neuron

genetische Veranlagungen durch Medikamente und Gentechnik beeinflussen? Können wir damit Gewalt, Übergewicht und Rassismus ausrotten? Wollen wir das überhaupt?

Zunächst müssen wir uns aber mit den Neuronen befassen – dort greifen die Psychopharmaka ein, um einem gestörten Geist Linderung zu verschaffen. Danach untersuchen wir, wie bestimmte Medikamente wirken. In den Kapiteln 4 und 5 erfahren Sie mehr darüber, wie das Gehirn aufgebaut ist und wie die 100 Milliarden Neuronen ein Bewußtsein bilden. Im Kapitel 6 geht es um Ursachen und Symptome der wichtigsten Geisteskrankheiten und im Kapitel 7 um die Psychotherapie. Am Ende unserer Reise durch die Welt der Psychopharmaka beschreiben die Kapitel 8 und 9, wie unsere Vorstellung vom Geist sich in den letzten Jahrtausenden entwickelt hat: Einst machte der Mensch böse Dämonen für Geisteskrankheiten verantwortlich; heute gilt der Geist einfach als die Summe aller Vorgänge in einem neurochemischen Organ, das wir Gehirn nennen.

2

Psychopharmaka und die Nerven

Wenn Sie an Psychopharmaka – Medikamente für die Psyche – denken, sollten Sie an »Rezeptoren« denken. Das sind Proteine auf der Oberfläche der Zellen, die von gewissen chemischen Verbindungen »eingeschaltet« werden. Ein aktivierendes Molekül paßt in den Rezeptor wie ein Schlüssel ins Schloß. Sobald es an Ort und Stelle ist, ändert der Rezeptor seine Form und löst in der Zelle eine Reihe von Vorgängen aus, die ein bestimmtes Ziel haben.

Es gibt überall im Körper verschiedene Arten von Rezeptoren auf den Zellen. Man nimmt an, daß bei den meisten Rezeptoren chemische Verbindungen, die der Körper selbst herstellt – zum Beispiel Hormone oder Neurotransmitter –, ins »Schlüsselloch« passen. Viele Psychopharmaka wirken nun auf die Rezeptoren ein und verändern den natürlichen Lauf der Dinge. Sie können Rezeptoren und somit bestimmte Vorgänge hemmen oder in Gang setzen und das Signal verlängern und verstärken. Je nach der Art des Rezeptors oder Neurons, auf dem sie sitzen, können Stimulation, Beruhigung oder gar Euphorie die Folge dieser Einwirkung sein. Wenn Sie also mit den Rezeptoren auf Ihren Neuronen herumspielen, können Sie Ihre Erregbarkeit steigern oder dämpfen.

Um die Wirkungsweise von Psychopharmaka verstehen zu

können, müssen wir eine Vorstellung von den Rezeptoren haben, und dazu ist es wiederum notwendig, mehr über die Funktion der Neuronen zu wissen. Sensorische Neuronen sammeln Informationen aus der Umwelt, die wir nach der Verarbeitung durch das Gehirn als Kälte oder Wärme, süßen oder sauren Geschmack, Rot oder Grün wahrnehmen. Aus dieser Flut von Sinneswahrnehmungen muß das Gehirn ein klares Bild der Vorgänge in der Welt zusammenstellen. Danach beurteilt es, wie wir am besten auf die Informationen reagieren, und gibt den Muskeln der Gliedmaßen und der Sprechwerkzeuge entsprechende Befehle. Diese überaus komplizierte Aufgabe meistert das Gehirn dank eines komplexen Netzwerks aus Neuronen und Myriaden von Verbindungen zwischen ihnen.

Das Neuron ist bei Tieren aller Art im wesentlichen gleich aufgebaut. Unterschiede bestehen nur in der Anzahl der Neuronen im System und der Komplexität ihrer Verbindungen. Ein Hummer kommt beispielsweise mit einem einfachen Nervensystem aus, das lediglich einige tausend Neuronen besitzt. Im Gehirn des schlauen Menschen finden wir dagegen rund 100 Milliarden Neuronen – eine erstaunliche Menge, die der Zahl der Sterne in unserer Milchstraße gleichkommt. Und jedes Neuron ist durchschnittlich mit etwa 10 000 anderen Neuronen verbunden. So entsteht ein äußerst kompliziertes Netzwerk mit ungefähr 100 Billiarden Verbindungen.

In vieler Hinsicht ist ein Neuron eine Zelle wie jede andere in unserem Körper. Innerhalb der großen Neuronenzelle befindet sich der Kern, der die DNA – den Bauplan unserer

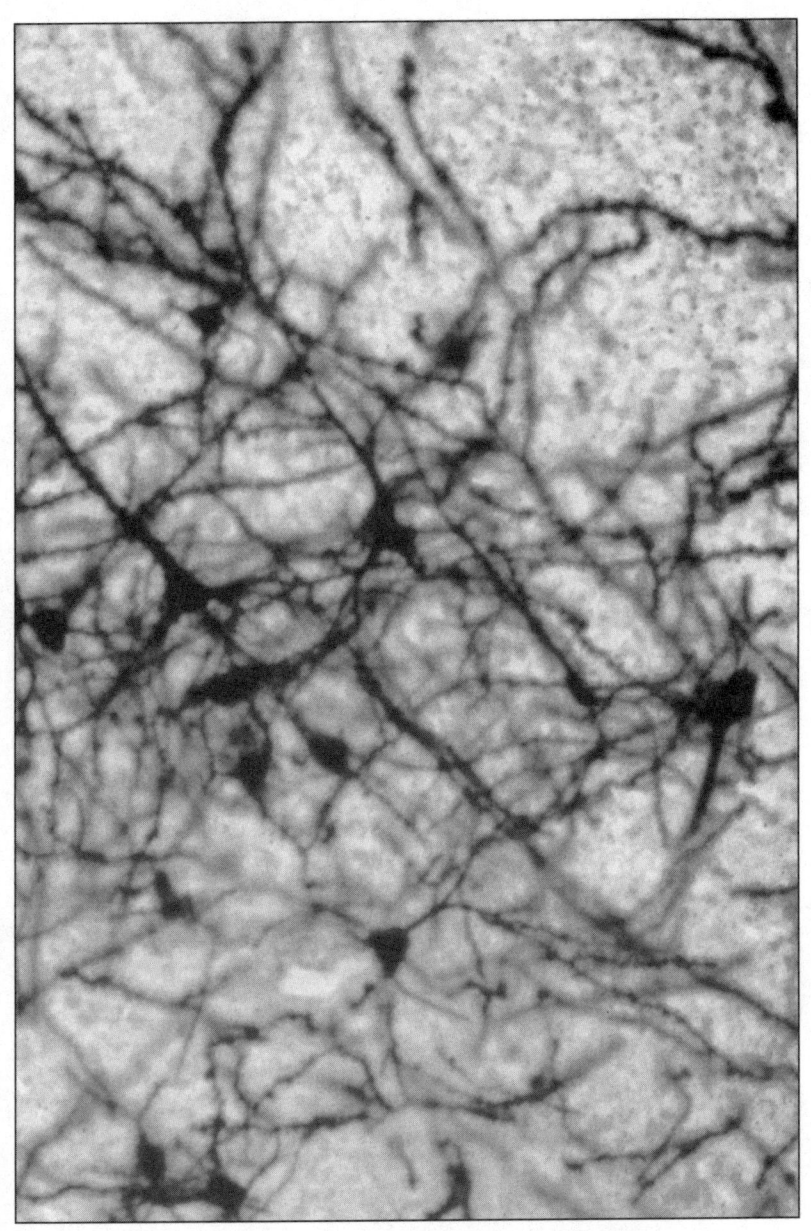

Menschliche Neuronen, zur Verdeutlichung gefärbt

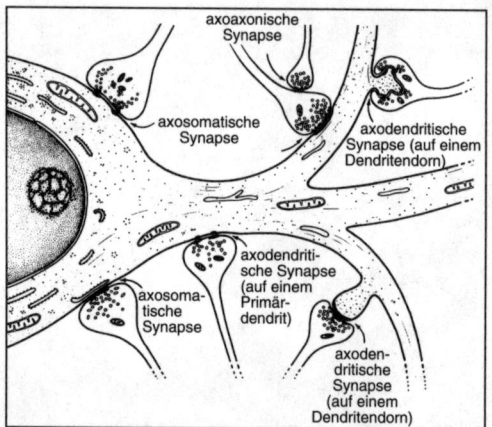

Synapsen auf einem Neuron

Erbinformationen – enthält. Neuronen besitzen auch Mitochondrien, die Energie für die Zellen produzieren. Einzigartig am Neuron sind seine Dendriten, die wie Äste an einem Ende der Zelle hinausragen, um Informationen von anderen Neuronen zu empfangen, und sein Axon (Nervenfaser), das am anderen Ende hervorragt und das Neuron mit anderen Neuronen verbindet.

Die äußere Oberfläche des Neurons, die Membran, besteht aus einer doppelten Phospholipidschicht. Ein Ende des Phospholipids ist hydrophob, d. h. es löst sich nicht im Wasser; das andere ist hydrophil, also wasserlöslich. Hydrophobe Enden sind nach innen gerichtet, weg vom Wasser, das die Zelle umgibt.

Hydrophile Enden zeigen dagegen nach außen. Diese Membran aus Fett verhindert, daß wasserlösliche Moleküle wie Natrium, Kalium und viele Proteine in die Zelle eindrin-

gen. Damit sie dennoch mit der äußeren Welt Verbindung aufnehmen und Moleküle austauschen kann, verfügt die Zell-
membran über Proteine, lange Ketten aus Aminosäuren, die je
nach ihrer Funktion in unterschiedlicher Weise gefaltet sind.
Diese oberflächlichen Proteine treiben in der Fettmembran
wie Eisberge: Sie tauchen zum größten Teil in die Membran
ein, und nur die Spitze ragt nach außen oder in die Zelle hin-
ein oder beides. Es gibt fünf Grundtypen von Proteinen, die in
der Membran schwimmen:

Enzyme, die Moleküle zusammenbauen oder spalten.
Strukturelemente, die der Zelle ihre Form geben und sie an
anderen Zellen befestigen.
Pumpen, die Energie verbrennen, während sie Ionen wie
Kalium, Chlorid oder Natrium hinein- oder hinauspumpen.
Kanäle, die sich öffnen oder schließen, damit einfache Atome
wie Natrium und Chlorid (Ionen) in die Zelle oder aus der
Zelle fließen können.
Rezeptoren, die Botenmoleküle wie Neurotransmitter und
Hormone aufnehmen, damit die Zelle Informationen von
außen erhält.

Aus der Sicht der Psychopharmaka sind die Rezeptoren, Kanäle und Pumpen die wichtigsten Proteine des Gehirns.
    Zwischen Neuronen und anderen Zellen besteht ein wich-
tiger Unterschied: Neuronen können miteinander unmittelbar
und über große Entfernungen hinweg kommunizieren. Ein
Axon leitet Informationen zur Synapse, die zwei Neuronen

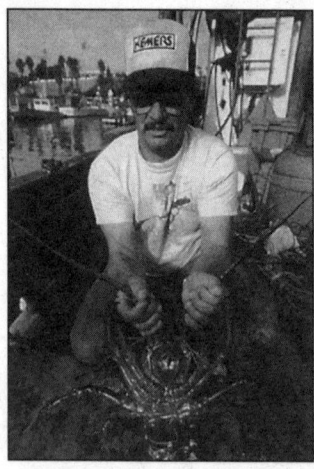

Ein Hummer besitzt nur wenige tausend Neuronen.

miteinander verbindet. Jedes Neuron kann über seine Synapsen Signale von vielen tausend anderen Neuronen empfangen. Meist geschieht dies über die Synapsen auf den Dendriten; aber auch auf dem Axon und auf dem Zellkörper bilden sich Synapsen.

Neuronen sind mit den Synapsen nicht völlig verbunden – zwischen ihnen befindet sich ein winziger Spalt, den die Informationen überspringen, sobald Neurotransmitter freigesetzt werden. Neurotransmitter sind kleine Moleküle, zum Beispiel Acetylcholin, Dopamin und Serotonin; sie werden in kleinen Bläschen, den Vesikeln, gespeichert, die sie bei Bedarf in den synaptischen Spalt entleeren. Von dort aus gelangen sie zur Synapse des benachbarten Neurons, deren Rezeptoren ausschließlich auf bestimmte Neurotransmitter reagieren. Wie bereits erwähnt, können wir die Rezeptoren mit Schlössern und die Neurotransmitter mit Schlüsseln vergleichen. Der Rezeptor wird aktiv, wenn der Schlüssel in sein Schloß paßt, und je nach seiner Aufgabe erregt er ein Neuron und stimuliert es zur Abgabe einer Botschaft, oder er beruhigt es und verhindert, daß es eine Botschaft weiterleiten kann. Wie wir in den folgenden Kapiteln noch sehen werden, hemmen viele

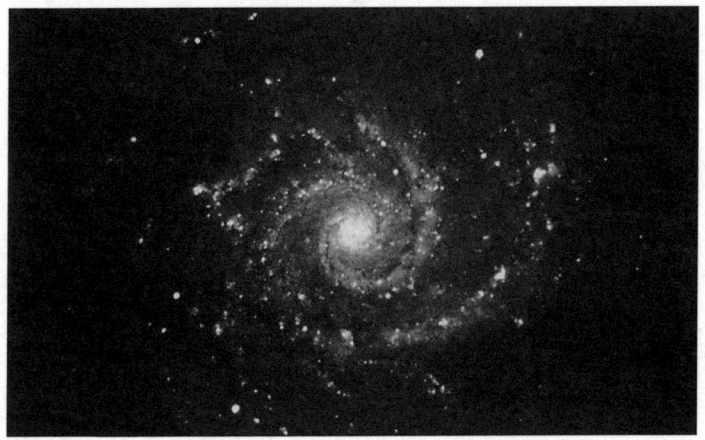

Im Gehirn gibt es ebenso viele Neuronen wie in der Milchstraße Sterne.

Psychopharmaka die Rezeptoren oder überfluten sie mit Neurotransmittern.

Denken Sie daran, daß ein einziges Neuron Signale von vielen hundert oder tausend anderen Neuronen empfängt und davon entweder erregt oder gehemmt wird. Das Neuron hat die Aufgabe, diese Botschaften auszuwerten. Das ist wie bei der Auszählung der Stimmen nach einer Wahl: Wenn die »Ja-Stimmen« – die Erregungssignale – die »Nein-Stimmen« – die hemmenden Signale – überwiegen, schickt das Neuron über sein Axon ein Signal an die Synapsen, die es mit benachbarten Neuronen verbinden.

Das Gehirn ist jedoch kein Computer, und Axonen sind keine Drähte. Sie leiten Signale nicht mit einem elektrischen Stromstoß weiter, sondern auf einem merkwürdigen chemischen Weg. Das Neuron enthält eine Flüssigkeit, die sich sehr von jener auf der anderen Seite der Membran unterscheidet. Pumpen auf der Membran geben ständig Natriumionen ab, so daß die Natriumkonzentration außen etwa zehnmal höher ist als innen. Man könnte sagen, daß sich in der Zelle Süßwasser und außerhalb der Zelle Salzwasser befindet. Die Zahl dieser Pumpen ist gewaltig: zwischen einer Million und einer Milliarde auf jedem Quadratmillimeter der Zelloberfläche. Da Natriumionen positiv geladen sind, macht die unterschiedliche Ionenkonzentration die Innenseite der Zelle elektrisch negativ, verglichen mit der Außenseite. Der Unterschied ist winzig; er beträgt nur 70 Millivolt.

Die Axonen enthalten Kanäle, die sich plötzlich öffnen können, so daß Natrium von außen eindringt und die elektrische Ladung des Zellinneren verändert. Wenn das Neuron ein Signal abgibt, öffnen sich Natriumkanäle am oberen Teil des

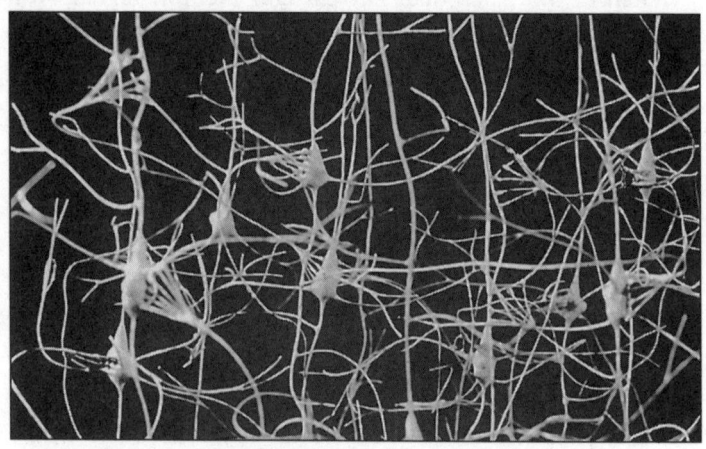

Neuronen und ihre unzähligen Verbindungen

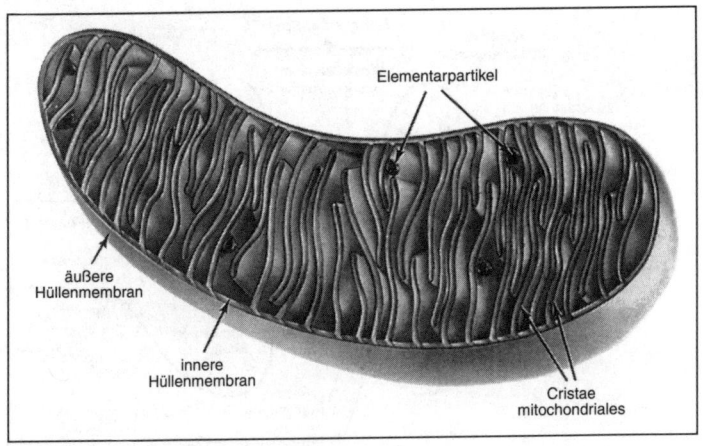

Ein Mitochondrium, das Kraftwerk der Zelle

Axons. Das plötzlich hereinflutende positive Natrium bewirkt, daß die elektrische Ladung im Inneren der Zelle sich abrupt ändert. Dieses »Aktionspotential« veranlaßt die stromabwärts gelegenen benachbarten Kanäle, sich ebenfalls zu öffnen, und so geht es weiter, bis die Welle sich öffnender Kanäle die Synapse erreicht. Dann beginnt die Synapse, Neurotransmitter in den Spalt abzugeben.

Das Axon ist in eine isolierende Substanz namens Myelin gehüllt. In Abständen von etwa einem Millimeter ist diese Schicht unterbrochen, und in den Lücken befinden sich die Natriumkanäle. Das Aktionspotential verbreitet sich nicht gleichmäßig am Axon abwärts, sondern springt von einer Lücke zur anderen. Bei manchen Krankheiten des Nervensystems, etwa bei der Multiplen Sklerose (MS), löst der Myelinmantel sich auf, so daß die Aktionspotentiale nicht mehr

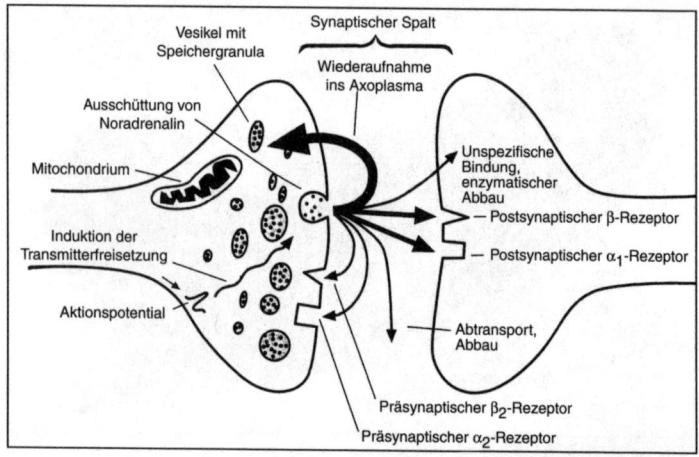

Transmitter an der Synapse

störungsfrei entlang dem Axon weitergeleitet werden können. Die Folgen sind Denk- und Bewegungsstörungen.

Das Aktionspotential ist ein »Alles-oder-nichts-Signal«. Ein einziger Nervenimpuls veranlaßt die Synapse, einen Neurotransmitter in bestimmter Menge abzugeben. Um das Signal zu verstärken, muß das Neuron es immer wieder neu auslösen, damit eine größere Menge des Neurotransmitters in den synaptischen Spalt gelangt. Die größere Menge an Neurotransmittern wirkt stärker auf das stromabwärts gelegene sogenannte postsynaptische Neuron. Zwischen den einzelnen Wellen des Aktionspotentials stoßen die Natriumpumpen solange Natrium aus, bis der Unterschied von 70 Millivolt zwischen der Innen- und der Außenseite erreicht ist.

In der Zwischenzeit müssen im synaptischen Spalt Neurotransmitter beseitigt werden, um den Weg für neue Signale frei zu machen. Dafür gibt es drei Möglichkeiten: Entweder sie treiben weg, oder Enzyme lösen sie auf, oder sie werden wieder zurück in die Zelle gepumpt. Allerdings hemmen viele neue Antidepressiva, zum Beispiel das umstrittene Prozac, die Pumpen, die Serotonin zurück in das stromaufwärts gelegene präsynaptische Neuron befördern. Durch die Blockade dieser Wiederaufnahme von Neurotransmittern aus der Synapse wird die Übertragung bestimmter Signale im Nervensystem erheblich gedämpft.

Im folgenden Kapitel befassen wir uns mit den Psychopharmaka selbst und untersuchen, wie sie die Neuronen beeinflussen.

3
Medikamente für den Geist

Das Gehirn ist eine neurochemische Maschine, und es hängt von der Geschwindigkeit und Effizienz der synaptischen Verbindungen zwischen den Neuronen ab, wie gut ein bestimmter Teil des Gehirns arbeitet. Medikamente können einen überaktiven Gehirnteil beruhigen, indem sie die Abgabe hemmender Neurotransmitter fördern, und sie können einen trägen Teil anfeuern, indem sie die Wiederaufnahme stimulierender Neurotransmitter blockieren oder deren Freisetzung beschleunigen.

Das Problem bei legalen und illegalen Drogen sind die Nebenwirkungen, denn die Chemikalien aktivieren meist zu viele verschiedene Arten von Rezeptoren und stimulieren oder hemmen daher auch Teile des Gehirns, die nicht das »Zielgebiet« sind. Wenn wir die Psychopharmaka verbessern wollen, brauchen wir genauere Kenntnisse über die Funktion jedes Gehirnteils, damit wir Verbindungen herstellen können, die nur einen Rezeptortyp in einer ganz bestimmten Hirnregion aktivieren.

Denken Sie daran, daß Psychopharmaka Geisteskrankheiten nicht heilen. Sie machen es dem Gehirn nur möglich, trotz der vorhandenen Störungen annähernd normal zu arbeiten. Ein Medikament kann einen Menschen, der an einer fortschreitenden Nervenkrankheit wie Schizophrenie leidet, in die reale Welt zurückbringen.

Im Kapitel 6 erfahren Sie mehr über Geisteskrankheiten; jetzt wollen wir untersuchen, wie Psychopharmaka Neuronen beeinflussen.

Arzneien gegen Schizophrenie

Es ist immer noch unklar, was mit dem Gehirn eines Schizophrenen nicht stimmt; aber wir wissen recht genau, wie die Medikamente gegen diese Krankheit Neuronen beeinflussen. *Rauwolfia serpentina* ist eine Pflanze, die in Indien schon seit Jahrhunderten als wirksame Arznei bei Schlaflosigkeit und geistiger Verwirrung bekannt ist. In den dreißiger Jahren entdeckten indische Ärzte, daß Extrakte dieser Pflanze auch bei Bluthochdruck wirken. Daraufhin isolierten Chemiker des Schweizer Pharmakonzerns Ciba den aktiven Bestandteil der Pflanze, das Reserpin. Da *Rauwolfia serpentina* in Indien seit langem bei Geisteskrankheiten zur Behebung der Störungen angewandt wird, verabreichte man 1954 Schizophrenen Reserpin und stellte fest, daß sie ruhiger und weniger mißtrauisch wurden.

Diese Entdeckung hatte enorme Folgen, denn sie führte dazu, daß Wissenschaftler einige der im Gehirn aktiven Neurotransmitter identifizierten. Dabei fanden sie heraus, daß

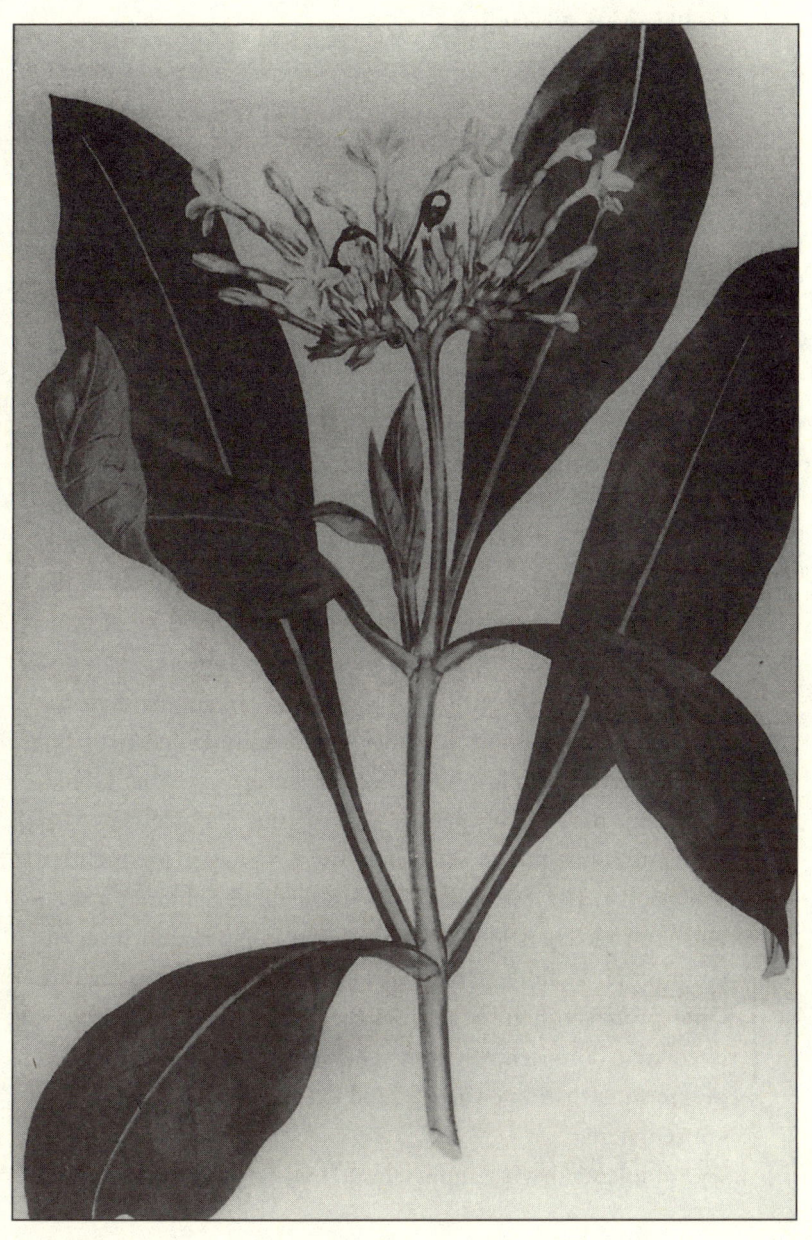

Rauwolfia serpentina

Reserpin die Menge der Neurotransmitter verringert. Eine andere antipsychotische Droge ist Chlorpromazin, ein Phenothiazin, das Anfang der fünfziger Jahre als Anästhetikum entwickelt und später unter dem Namen Meaphen verkauft wurde. Beide Medikamente verabreichte man Schizophrenen, bevor man genau wußte, wie sie im Gehirn wirken.

Schließlich stellte sich heraus, daß diese Drogen Dopamin hemmen. Man beachte, daß verschiedene Arten von Neuronen in verschiedenen Teilen des Gehirns verschiedene Neurotransmitter benutzen. Dopamin ist ein Neurotransmitter, den das limbische System (siehe Kapitel 4) in großen Mengen benötigt. Dieses System ist bei Schizophrenen offenbar gestört – seine Neuronen setzen anscheinend zuviel Dopamin in die Synapsen frei. Ein antipsychotisches Medikament wie Chlorpromazin hemmt die Dopaminrezeptoren am sogenannten postsynaptischen Neuron, das stromabwärts an der Synapse liegt. Die Molekularstruktur der Chemikalie ähnelt dem Teil des Dopaminmoleküls, der in den Rezeptor paßt. Aber Chlorpromazin paßt nicht genau, und darum blockiert es den Rezeptor, ohne ihn zu aktivieren. Es ist, als hätten Sie mehrere Schlüssel in der Hand, die in verschiedene Schlösser passen und vom gleichen Hersteller stammen – alle passen in einen bestimmten Zylinder, aber nur einer dreht den Zylinder um. Chlorpromazin hemmt also die Rezeptoren und beruhigt das überaktive limbische System. Halluzinationen verschwinden oft schon nach einigen Tagen, und der Patient kann sich besser konzentrieren.

Stimulantien wie Amphetamine und Kokain haben auf die

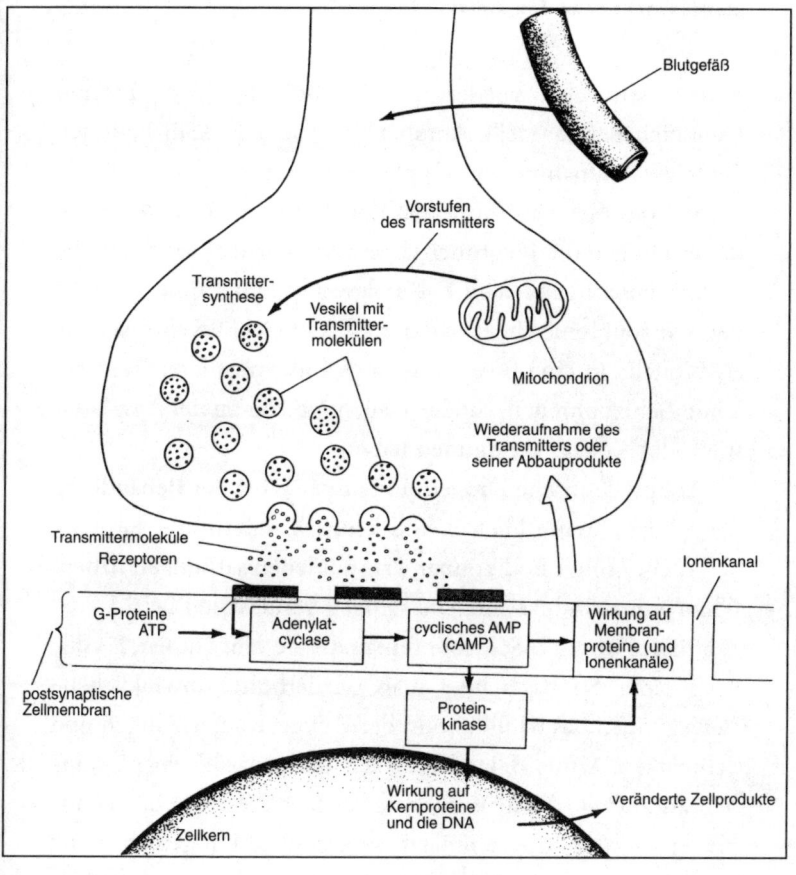

Wirkung von Transmittern

Dopaminrezeptoren des limbischen Systems die gegenteilige Wirkung. Wenn ein Aktionspotential die Freisetzung von Dopamin stimuliert hat, pumpen Proteine des präsynaptischen Neurons den nicht mehr benötigten Neurotransmitter rasch aus dem Spalt, um sich auf das nächste Signal vorzubereiten. Diesen Vorgang nennt man Wiederaufnahme. Der Neurotransmitter wird also wiederverwertet und für den späteren Gebrauch bereitgestellt. Amphetamine und Kokain hemmen die Wiederaufnahme von Dopamin, was zu einer Überstimulierung des Neurons führt. Mit der Zeit können hohe Dosen dieser Drogen die Neuronen derart erregen, daß das limbische System zusammenbricht. Die Folge sind Symptome, die sehr der Schizophrenie ähneln. In der Tat sind viele Psychotiker, die als Notfälle in eine psychiatrische Klinik eingeliefert werden, keine Schizophrenen, sondern Süchtige, die zuviel Amphetamin oder Kokain genommen haben.

Antipsychotische Drogen sind nützlich bei der Behandlung der Schizophrenie; aber es sind keine Wundermittel. Sie wirken nicht immer und können ernste Nebenwirkungen haben. Chlorpromazin und ähnliche Drogen verursachen bei 13 Prozent der chronisch Schizophrenen, die sie einnehmen, Dyskinesia tarda. So bezeichnet man wiederholte, unwillkürliche Bewegungen des Mundes und der Zunge: Kauen, Saugen und Schmatzen. Arme, Beine und sogar der ganze Körper beginnen zu zucken. Manchmal verschwindet diese erschreckende Nebenwirkung nicht einmal dann, wenn die Drogen abgesetzt werden.

Clozapin ist ein neues Neuroleptikum, das ebenfalls Dopamin hemmt, aber in einem anderen Teil des Gehirns, nicht in dem, auf welchen die anderen Drogen einwirken. Offenbar löst es keine Dyskinesia tarda aus. Doch selbst dieses verbesserte Medikament ist problematisch: Bei etwa zwei Prozent der Patienten, die es einnehmen, sinkt die Zahl der weißen Blutkörperchen drastisch.

Schizophrenie ist vor allem eine Krankheit des Gehirns, und Medikamente sind die wichtigste Therapie. Da Medikamente aber den Kranken nicht beibringen, wie sie mit der realen Welt zurechtkommen, spielt auch die Psychotherapie eine Rolle. Besonders durch unterstützende Therapie lernen Patienten, trotz ihrer beeinträchtigenden Krankheit den Alltag zu meistern (siehe dazu Kapitel 7).

Medikamente gegen Manie und Depression

Lithium

Das erste Medikament, das speziell für bipolare Störungen entwickelt wurde, war Lithium. Es ist ein einfaches metallisches Element und naher Verwandter des Natriums und des Kaliums, die beide in den Zellen reichlich vorhanden sind. Normalerweise ist Lithium jedoch im Körper nicht in nennenswerten Mengen nachweisbar. John Cade, ein australischer Psychiater, versuchte 1948 herauszufinden, ob manische Patienten im Urin ein Gift ausscheiden, das ihren Zustand erklärt. Er injizierte Meerschweinchen den Urin von Manikern und beobachtete die Wirkung. Einmal beschloß er, keinen »rohen« Urin zu verabreichen, sondern eine Lösung, die aus den Hauptbestandteilen des Urins – z. B. Harnstoff und Harnsäure – bestand. Es war nicht leicht, diese Lösung herzu-

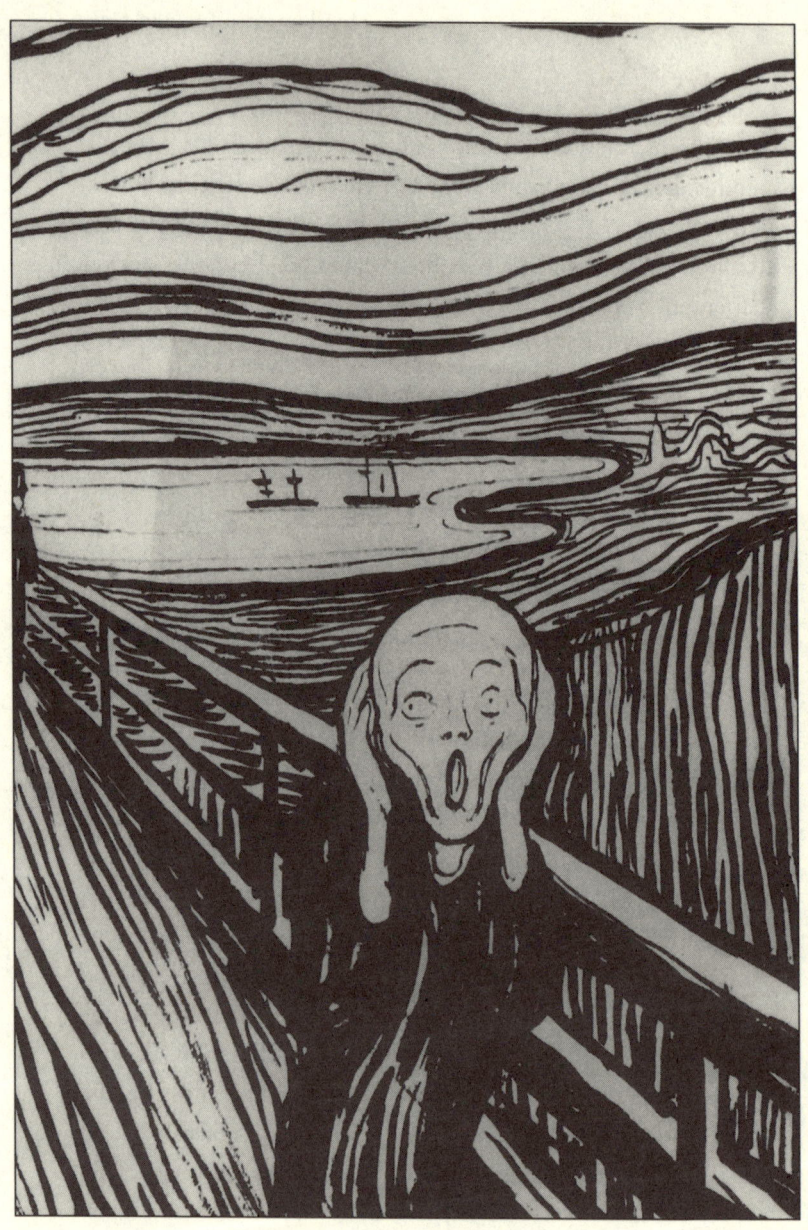

»Der Schrei« von Edvard Munch

stellen, weil Harnsäure sich in Wasser nur schwer löst. Zum Glück benutzte er eine leicht lösliche Form der Harnsäure, ein Pulver namens Lithiumurat. Die Meerschweinchen, denen er die neue Lösung injizierte, wurden auffallend lethargisch. Später entdeckte Cade, daß nicht die Harnsäure, sondern das Lithium den Nagetieren die Energie raubte. Daraufhin beschloß er rasch, einem einundfünfzigjährigen Mann, der seit fünf Jahren chronisch manisch war, Lithium zu geben. Dieser Patient war, wie Cade schrieb, »liebenswürdig unruhig, schmutzig, gewalttätig, heimtückisch und lästig«. Er »war seit Jahren ein arger Quälgeist in einer Irrenanstalt, und es sah ganz so aus, als werde er dort den Rest seines Lebens verbringen«.

Drei Wochen nach Beginn der Behandlung mit Lithium erwachte der Mann aus seiner Manie und wurde in die Abteilung für Genesende verlegt. Drei Monate später entließ man ihn. Leider wird Lithium in Europa erst seit 1968, in den USA sogar erst seit 1971 allgemein angewandt, zum Teil deshalb, weil man es als Herzmittel ausprobiert hatte und mehrere Patienten daran gestorben waren. Daß Lithium wirkt, ist nicht zu bezweifeln; aber niemand weiß genau, warum. Im Gegensatz zu den Neuroleptika, deren Ziel bestimmte Neurotransmitter-Rezeptoren sind, gelangt Lithium in jede Körperzelle. Darum ist es schwierig herauszufinden, wo es eigentlich eingreift.

Wir wissen, daß Lithium ein Enzym namens Inositolphosphatase hemmt. Es spielt eine Rolle bei der Flut von biochemischen Veränderungen, zu denen es kommt, wenn ein

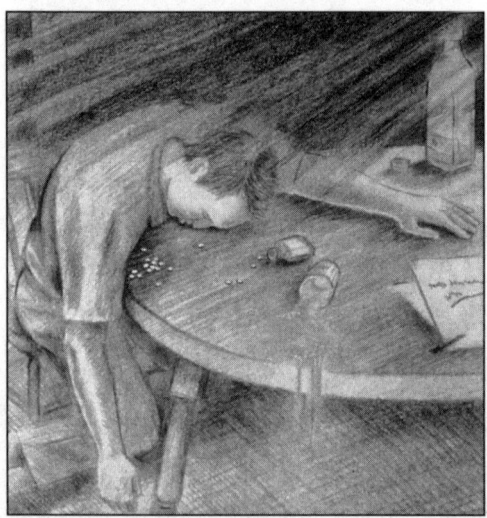

*Depression kann
zu Drogenmißbrauch
führen.*

Neurotransmitter ein Neuron aktiviert hat. Wenn ein Schlüssel
(Rezeptor) umgedreht wird, um ein Auto (Neuron) zu starten,
schließt sich am Zündschloß ein Kontakt, und der Starter
beginnt zu rotieren. Ein starker Strom fließt durch die Zünd-
spule, den Verteiler und die Zündkerzen.

Lithium unterbricht den elektrischen Strom, der zum
Starter fließt, so daß das Starten schwierig wird. Mit anderen
Worten: Es dämpft die Aktivität der Neuronen, so daß sie
schwächer »feuern« und die Symptome der Manie beherrsch-
bar werden. Aus unbekannten Gründen dämpft Lithium nicht
nur die Erregung, sondern es stimuliert auch bei Antriebs-
schwäche. Mitunter genügt Lithium nicht, um Depressionen zu
bekämpfen; dann werden zusätzlich Antidepressiva verabreicht
(siehe unten).

Auch Lithium hat Nachteile – vor allem bleibt es bei etwa einem Drittel der Patienten wirkungslos. Bei Kranken mit »gemischten Gefühlen« (sie leiden gleichzeitig an Depressionen und an Euphorie) oder schnellen Zyklen (Hochs und Tiefs wechseln sich viermal oder öfter im Jahr ab) ist seine Wirkung am schwächsten. 60 Prozent jener Patienten, denen Lithium hilft und die es regelmäßig einnehmen, haben dennoch manische Phasen.

Kürzlich haben Forscher entdeckt, daß Arzneimittel, die epileptische Anfälle bekämpfen – zum Beispiel Valproat –, ebenfalls den Zyklus der bipolaren Störungen durchbrechen können. Dieses Medikament ist insofern faszinierend, als sie mit dem GABA-Rezeptor interagiert, mit demselben Rezeptor, auf den Alkohol und Barbiturate einwirken. Näheres über diesen Rezeptor finden Sie im Abschnitt über Medikamente gegen Angst.

Antidepressiva

Gegen starke Depressionen werden Antidepressiva eingesetzt, und wir wissen ziemlich genau, wie diese Chemikalien Neuronen beeinflussen. Jede von ihnen verändert die Aufnahme von Neurotransmittern durch Rezeptoren oder die Art und Weise, wie sie abgebaut werden. Die neusten Antidepressiva, zum Beispiel Prozac und Sertralin, hemmen selektiv die Wiederaufnahme des Neurotransmitters Serotonin, den Neuronen, die für Gefühle verantwortlich sind, häufig benutzen.

Diese Blockade verstärkt das Serotoninsignal an die postsynaptischen Neuronen und lindert dadurch die Depression.

Denken Sie aber daran, daß das Gehirn aus verschiedenen Neuronenarten besteht und daß jede Art ihre Lieblingstransmitter hat. Neuronen, die Stimmungen auslösen, benutzen überwiegend Serotonin, so daß man Stimmungen ändern kann, wenn man die Serotoninkonzentration ändert.

Meist verschreiben Psychiater ihren Patienten nur so lange Antidepressiva, bis die Symptome abklingen – sie glauben, die Krankheit sei geheilt oder der Zustand habe sich stabilisiert. Das war vor allem in jener Zeit üblich, als es nur trizyklische Antidepressiva und MAO(Monoaminoxidase)-Hemmer zur Behandlung von Depressionen gab.

Die Trizyklischen – sie besitzen drei Kohlenstoffringe in ihrer chemischen Struktur – hemmen die Wiederaufnahme mehrerer Neurotransmitter, nicht nur die des Serotonins. Deshalb haben sie im Vergleich zu den neueren Antidepressiva mehr Wirkungen auf mehr Neuronen und folglich auch mehr Nebenwirkungen.

Neue Studien belegen jedoch, daß wir schwere Depressionen als langwierige Krankheiten ansehen müssen, bei denen die Rückfallquote hoch ist. Patienten, die weiter Antidepressiva nehmen, werden viel seltener erneut depressiv. Und da wir jetzt neue Medikamente mit geringeren Nebenwirkungen besitzen, können wir sie den Patienten viel länger verabreichen. Auch Kranke mit leichter oder mittlerer Depression können diese Mittel nehmen. Allerdings werden die neuen Antidepressiva wahrscheinlich zu bedenkenlos verschrieben, wie wir im Kapitel 9 noch sehen werden – manche Leute mißbrauchen sie sogar zur Gewichtsabnahme.

Medikamente sind nicht die einzige wirksame Therapie bei Depressionen. Antidepressiva sind gewiß hilfreich; aber die Psychotherapie ist es auch, entweder in Verbindung mit Medikamenten oder allein (mehr darüber lesen Sie im Kapitel 7). Wenn die Depression aber eine rein organische Krankheit ist, warum spricht sie dann auf Gesprächstherapien an? Manche Wissenschaftler glauben, es gebe zwei Arten von schweren Depressionen: Die eine sei fast ausschließlich auf Störungen der Chemie des Gehirns zurückzuführen, die andere trete bei anfälligen Menschen in schwierigen Lebenssituationen auf. Der Psychiater Wayne Drevets von der Universität Washington meint: »Wenn Sie eine dieser schweren Depressionen haben, die wir untersuchen, dann können Sie sich nicht einfach mit Willenskraft ohne eine gezielte medikamentöse Behandlung aus der Situation herausarbeiten.« Mildere Formen der Depression sind dagegen oft ohne Psychopharmaka heilbar.

Elektrokrampftherapie

Bei den schwersten Formen der Depression bleibt als letzte Rettung nur die Behandlung mit der Elektrokrampftherapie (EKT). Sie wird auch Schocktherapie genannt, weil man dabei dem Gehirn Stromstöße verabreicht. Viele kennen sie vielleicht aus dem Film *Einer flog übers Kuckucksnest*, in dem eine sadistische Krankenschwester ihre Patienten mit dieser grauenhaften Methode gefügig macht oder bestraft. Der Film war nicht ganz unrealistisch; denn früher wurde die EKT in manchen großen oder personell unterbesetzten Kliniken oft mißbraucht oder zu häufig angewandt. Heute wird sie jedoch seltener benutzt und ist viel erträglicher geworden. Die Stromstärke ist geringer, und medikamentöse Muskelentspannung verringert die Gefahr, daß sich Patienten bei den Krämpfen ihre Knochen brechen. Die Stromstöße rufen kleine Anfälle im Gehirn hervor, die den epileptischen Anfällen nicht unähnlich sind, und das stellt das Gleichgewicht unter den Neurotransmittern, die Stimmungen hervorrufen, offenbar wieder her. Da diese künstlichen Anfälle jedoch zahlreiche

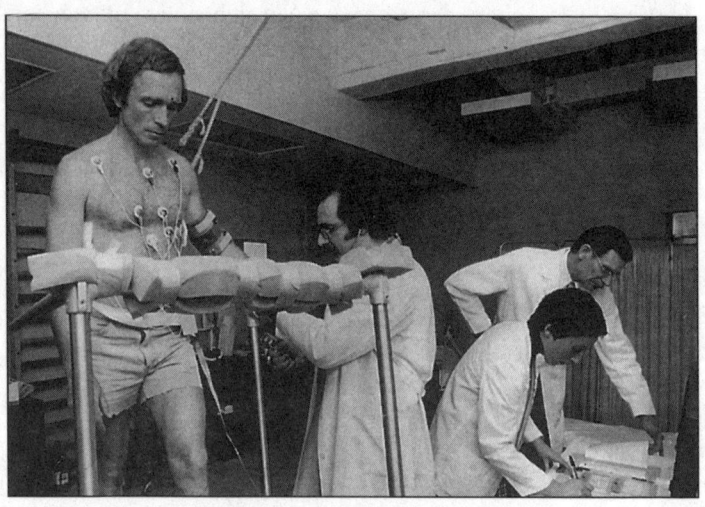

Auch Dick Cavett wird mit EKT behandelt.

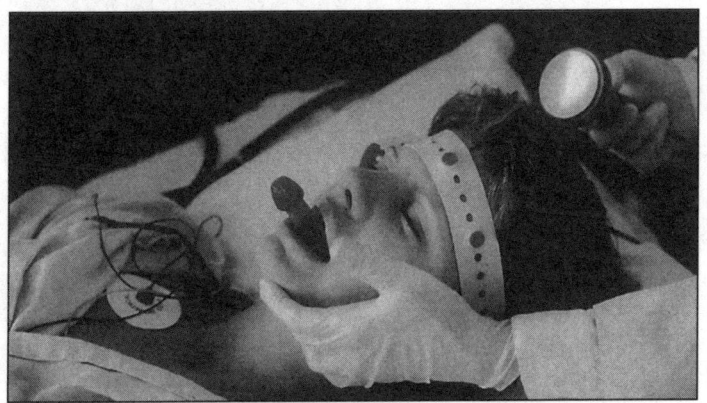

Moderne Elektrokrampftherapie (EKT)

biochemische Veränderungen im Gehirn auslösen, ist es schwierig, den genauen Grund für den Erfolg der EKT bei Patienten mit schweren Depressionen festzustellen.

Die EKT ist weiter verbreitet, als man glauben möchte. Etwa 30 000 Amerikaner unterziehen sich jährlich dieser Prozedur, darunter der Talkmaster Dick Cavett, der eine beliebte Show moderiert und seine Erfahrungen mit der umstrittenen Behandlungsmethode publizierte. »Die EKT war ein Wunder«, schrieb er 1992 in einem Artikel für die Zeitschrift *People*. »Meine Frau war skeptisch; aber als sie hinterher in mein Zimmer kam, setzte ich mich auf und sagte: ›Rate mal, wer unter die Lebenden zurückgekehrt ist.‹ Ich fühlte mich wie mit einem Zauberstab verwandelt.«

Aber die EKT kann auch ernste Nebenwirkungen haben. Oft beseitigt sie die Depression nicht, und bisweilen ruft sie – ob sie nun den Allgemeinzustand verbessert oder nicht – Verwirrung und erhebliche Gedächtnisstörungen hervor. Kritiker behaupten, der Gedächtnisverlust sei der Grund für die »Heilung«, nicht eine mysteriöse Wiederherstellung des neurochemischen Gleichgewichts. Die EKT habe »Erfolg«, weil die Patienten sich wegen des Gedächtnisverlustes nicht mehr daran erinnern könnten, warum sie depressiv seien.

Der Gedächtnisverlust kann sehr umfangreich sein. Manche Patienten, die mit EKT behandelt werden, können sich nicht mehr an Ereignisse erinnern, die sechs Monate zurückliegen. Dies ist der Grund, warum die EKT heute selten angewandt wird.

Angstzustände

Was haben Alkohol, Antikonvulsiva (auch Antiepileptika genannt) und Medikamente gegen Angst gemeinsam? Sie wirken auf den GABA-Rezeptor ein. GABA steht für Gammaaminobuttersäure, einen hemmenden Neurotransmitter. Wie wir bereits gehört haben, können Neuronen entweder das postsynaptische Neuron erregen, also ein Aktionspotential auslösen, oder das Neuron hemmen, das heißt das Aktionspotential unterdrücken.

Neuronen, die GABA freisetzen, müssen wir uns wie eine Art Bremsanlage des Gehirns vorstellen. Wenn GABA an einer Synapse freigesetzt wird, fließt sie zu den GABA-Rezeptoren des postsynaptischen Neurons. Diese Proteine sind nicht nur Rezeptoren, sondern auch Chloridkanäle. Kanäle sind Proteine, die, wenn sie sich öffnen, einen freien Ionenfluß ermöglichen. Zwischen den einzelnen Aktionspotentialen sorgen kräftige Natriumpumpen dafür, daß die elektrische Ladung im Inneren des Neurons bei -70 Millivolt liegt. Das Aktionspotential wandert am Neuron abwärts, sobald die Natriumkanäle sich öffnen und das hoch konzentrierte, positiv geladene Natrium einströmt.

Außen am Neuron sind die Chloridionen ebenfalls hoch konzentriert, und dort befinden sich Chloridpumpen und -kanäle.

Viele Arten von Chloridkanälen reagieren auf GABA. Wenn dieser Neurotransmitter von einem präsynaptischen Neuron freigesetzt wird und in den GABA-Rezeptor eindringt, öffnen sich die Chloridkanäle. Die Chloridionen strömen ein, und da sie negativ geladen sind, verstärken sie die normale negative Ladung der Zelle. Die elektrische Ladung im Inneren der Zelle beträgt dann etwa -80 Millivolt, und das bedeutet, daß das Neuron dem Auslösen eines Aktionspotentials einen noch größeren Widerstand entgegensetzt – es muß sozusagen mit angezogener Handbremse fahren.

Die Medikamente gegen Angstzustände verstärken nun die Reaktion auf GABA. Drogen wie Valium heften sich gleich neben der GABA an die Chloridkanäle, und wenn beide Chemikalien gleichzeitig vorhanden sind, öffnen die Kanäle sich weiter und länger, so daß doppelt soviel Chlorid in die Zelle strömt. Jetzt fällt es dem Neuron noch schwerer, ein Aktions-

Kaffeebohnen enthalten Koffein.

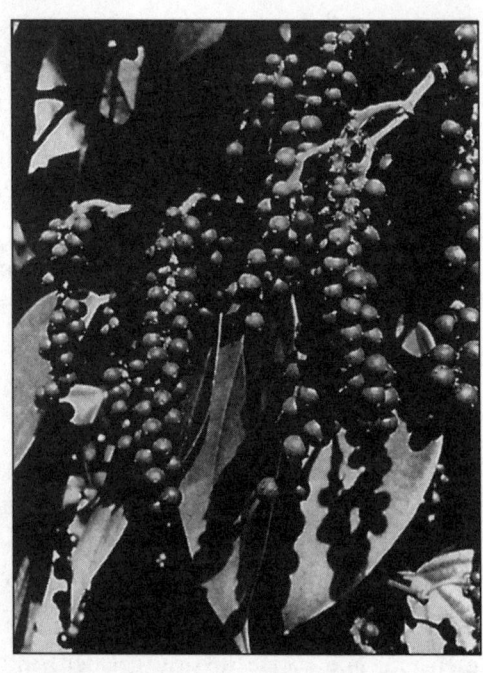

potential auszulösen, da es, um bei der Analogie zu bleiben, mit angezogener Handbremse einen steilen Berg hinauffahren muß.

Wie oben erwähnt, benutzen verschiedene Arten von Neuronen verschiedene Transmitter. Medikamente gegen Angstzustände beeinflussen nur Neuronen, die GABA aufnehmen. Es gibt jedoch viele Arten von GABA-Rezeptoren, nicht nur in den Neuronen, die Angst auslösen, sondern auch in Neuronen, die die Muskeln steuern. Valium und Alkohol scheinen GABA-Rezeptoren in jenem Teil des Gehirns zu potenzieren, der mit Angst zu tun hat; doch Alkohol wirkt sich auch auf andere Gehirnteile nachteilig aus und bewirkt Taumeln, Zittern und Stammeln, ist somit als Mittel gegen Angst nicht geeignet.

Um Nebenwirkungen zu verhindern, wählen oder entwikkeln die Neurowissenschaftler Medikamente, die spezifisch reagieren, also nur mit den richtigen Rezeptoren auf die richtigen Neuronen einwirken. Es ist jedoch äußerst schwierig, im dichten Wald der 100 Milliarden Neuronen den richtigen Rezeptor und das richtige Neuron zu finden, selbst mit den neuen, sehr effektiven Scannern, die das Gehirn abbilden. Die Synthese von neuen und besseren Psychopharmaka ist immer noch zum größten Teil Glückssache. Ein neues »wirksames« Medikament wird oft benutzt, obwohl niemand seine Wirkungsweise genau versteht. Natürlich versuchen die Neurowissenschaftler weiterhin herauszufinden, warum es wirkt, und wenn möglich, stellen sie Varianten her, die ihre Aufgabe besser oder präziser erfüllen.

Drogenmißbrauch

Alkohol und andere Suchtmittel entfalten ihre berauschende Wirkung auf ganz ähnliche Weise wie die oben besprochenen Medikamente. Wie wir bereits gesehen haben, löst Alkohol Euphorie und Rauschzustände offenbar dadurch aus, daß er sich mit dem GABA-Rezeptor verbindet, der daraufhin seine

Aktivität verdoppelt und das Angstzentrum des Gehirns hemmt.

Amphetamine, zum Beispiel Methamphetamin, beeinflussen auch Neuronen, die auf Dopamin reagieren. Sie dringen in das Neuron ein und stimulieren die präsynaptischen Vesikel – die winzigen Beutel, die Neurotransmitter speichern –, so daß sie Dopamin in die Synapse entleeren, selbst wenn kein Aktionspotential die Freisetzung befohlen hat. Sowohl Kokain als auch Amphetamine, bewirken einen Anstieg des Dopaminspiegels in der Synapse. Für den Benutzer sind die Wirkungen ziemlich gleich, ob er nun Methamphetamin oder Kokain nimmt. Allerdings hält die Wirkung des Methamphetamins länger an. Die Erregung versetzt den Drogensüchtigen in Hochstimmung, und er fühlt sich unbesiegbar. Kokain spricht vor allem Menschen an, die bereits in guter Stimmung sind, weil es diesen Zustand aufrechterhält und verstärkt. Dr. Roy King, ein Psychiater am Stanford Medical Center, meint: »Wenn Sie von Natur aus sehr extrovertiert oder sogar ein wenig manisch sind, verstärkt Kokain Ihre natürliche Hochstimmung.«

Koffein ist die am meisten benutzte Psychodroge. Über 92 Prozent aller Erwachsenen in den USA trinken regelmäßig Tee, Kaffee oder Cola. Koffein hemmt die Rezeptoren für Adenosin, einem anderen Neurotransmitter. Dieser bremst seinerseits die Freisetzung von Glutamat, einem stimulierenden Neurotransmitter. Im wesentlichen »befreit« Koffein das Glutamat, und je mehr man davon nimmt, desto schwächer wird das hemmende Adenosin. Eine erwünschte Wirkung

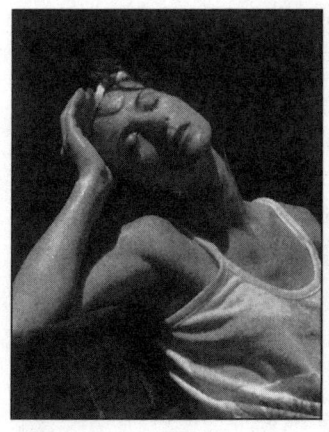

Angst

besteht darin, daß Koffein den Denkprozeß beschleunigt und vor allem das Konzentrationszentrum im Gehirn anregt. Es gibt aber auch unerwünschte Nebenwirkungen; zum Beispiel führt das Fehlen der Adenosinhemmung zu einer Übererregung der motorischen Neuronen – der Konsument bekommt den »Tatterich«.

PCP (Phencyclidinhydrochlorid), ursprünglich ein Narkosemittel, darf in den USA wegen seiner starken halluzinogenen Wirkung nicht mehr verkauft werden. Wie Valium beeinflußt PCP einen Ionenkanal; doch in diesem Fall steuert der Kanal das Eindringen von Kalziumionen ins Neuron. Glutamat ist überall im Gehirn vorhanden, und wenn es sich mit einem Kalziumkanal verbindet, strömen diese Ionen in die Zelle. Das Kalzium erregt das Neuron, so daß es häufiger Aktionspotentiale auslöst. PCP hindert das Glutamat daran, die Kalziumkanäle »einzuschalten«, und die Folge ist nicht nur die Hemmung der Schmerzleitung, sondern auch eine gestörte Wahrnehmung, also Halluzinationen.

Opiate wie Morphin und Heroin haben eine ganz andere Wirkung. Sie verbinden sich mit den Rezeptoren, die mit den natürlichen Opiaten des Körpers reagieren. Diese natürlichen Opiate – man nennt sie Endorphine und Enkephaline – sind

Peptide, die aus fünf bis dreißig Aminosäuren bestehen. Längere Ketten von Aminosäuren heißen Proteine.

Endorphine und Enkephaline haben mehrere natürliche Aufgaben im Gehirn. Sie werden als Reaktion auf Verletzungen oder bei Panik freigesetzt, aber auch bei körperlichen Anstrengungen wie Langstreckenläufen. Vielleicht lösen sie die Euphorie aus, die manche Läufer verspüren. Neuronen im Gehirn, die beispielsweise für die Schmerzwahrnehmung zuständig sind, besitzen auf ihren Zelloberflächen Rezeptoren für diese Substanzen. Wenn die natürlichen Opiate die Neuronen stimulieren, wird die Schmerzleitung erheblich reduziert (die inneren neuronalen Vorgänge sind noch unklar). Morphin und sein stärkerer Vetter, das Heroin, haben eine Molekularstruktur, die bestimmten Teilen des Endorphin- und des Enkephalinmoleküls ähnelt, und darum stimulieren auch sie die schmerzhemmenden Rezeptoren. Aber die natürlichen und künstlichen Opiate lindern nicht nur Schmerzen, sondern wirken auch auf andere Neuronen ein, die Euphorie auslösen. Die natürlichen Opiate werden nicht als Drogen verabreicht, weil sie wie alle Peptide von Enzymen im Blut oder im Darm leicht abgebaut werden, und sie können die dicken, widerstandsfähigen Membranen – die Blut-Hirn-Schranke –, die das Eindringen vieler potentiell giftiger Substanzen verhindern, nur schwer durchdringen. Morphin und Heroin dagegen werden nicht so rasch abgebaut und überwinden die Blut-Hirn-Schranke.

Es gibt keine Medikamente, die die Sucht wirksam bekämpfen; nur Antabus kann Alkoholikern helfen, den Griff zur Flasche zu vermeiden. Bei den meisten Drogensüchtigen ist eine Beratung wenigstens teilweise wirksam, vor allem die kognitive Verhaltenstherapie (siehe Kapitel 7) besprechen werden.

4
Das Gehirn

Die 100 Milliarden Neuronen im Gehirn bilden ein wunderbares und kompliziertes Netzwerk, dem wir das Sehvermögen, das Gedächtnis und die Fähigkeit, zu denken und zu lernen, verdanken. Wenn das Gehirn eines Ungeborenen sich entwickkelt, sind nur wenige der Billionen Verbindungen zwischen den Milliarden von Neuronen vorhanden. Die Gehirnteile und die einzelnen Neuronen sind anfangs nur Zellbündel, aus denen erst nach und nach das komplexe Netzwerk entsteht.

Wuchernde Neuronen

Wie Blätter, die zur Sonne streben, wachsen die Dendriten eines Neurons nach außen und suchen die richtigen Axonen; und wie Pfahlwurzeln tasten die Axonen herum, bis sie auf die Neuronen treffen, für die ihre Signale bestimmt sind. Neuronen sind unglaublich geschickt, wenn es darum geht, den richtigen »Adressaten« zu finden und sich dort festzuklicken.

Bevor die Neuronen Dendriten und Axonen aussenden können, müssen sie sich irgendwo im Gehirn, im Rückenmark oder anderswo niederlassen. In den ersten paar Wochen ihrer Entwicklung – wenn der Embryo noch wie ein Wurm in Gestalt eines Fragezeichens aussieht – bilden sich neue Neuronen in einem dunklen, kleinen Gewebsstreifen, den man Neuralrohr nennt. An der Innenfläche dieses Rohres befinden sich Neuronen, deren einzige Aufgabe es ist, sich zu teilen und andere Neuronen zu erzeugen. Neugeborene Neuronen müssen dann an leiterähnlichen Fasern entlangkriechen, die aus Gliazellen (dem für den Stoffaustausch und die Myelinbildung wichtigen Hüll- und Stützgewebe des Nervensystems) wachsen. Die ersten Neuronen bleiben meist unten, die später entstehenden bewegen sich nach oben. Das Ergebnis sind drei bis fünf Neuronenschichten, die jeweils unterschiedliche Aufgaben haben. Die oberste Schicht empfängt in der Regel Signale; die unteren verarbeiten Informationen und senden Signale aus.

Sobald die Neuronen an Ort und Stelle sind, sterben die Zellen ab, denen sie ihre Entstehung verdanken. Von da an werden keine neuen Neuronen mehr geboren. Zwar können durchtrennte Axonen sich oft regenerieren oder neue Synapsen bilden; aber wenn ein ganzes Neuron stirbt, wird es nicht ersetzt. Verletzungen des Gehirns und des Rückenmarks sowie Krankheiten, die Neuronen vernichten, sind deshalb so verheerend, weil schwere Schäden am Nervensystem im Gegensatz zu Haut-, Muskel- und Knochenverletzungen sehr schlecht heilen.

Als Sie geboren wurden, besaßen Sie bereits fast alle Neuronen, die Sie jemals haben werden, obwohl ihr kindliches

Gehirn nur etwa ein Viertel seines heutigen Gewichts hatte. Ihr Gehirn ist nicht gewachsen, weil sich neue Neuronen bildeten, sondern weil die bereits vorhandenen größer wurden und weil die Zahl der Verbindungen zwischen Axonen und Dendriten zunahm.

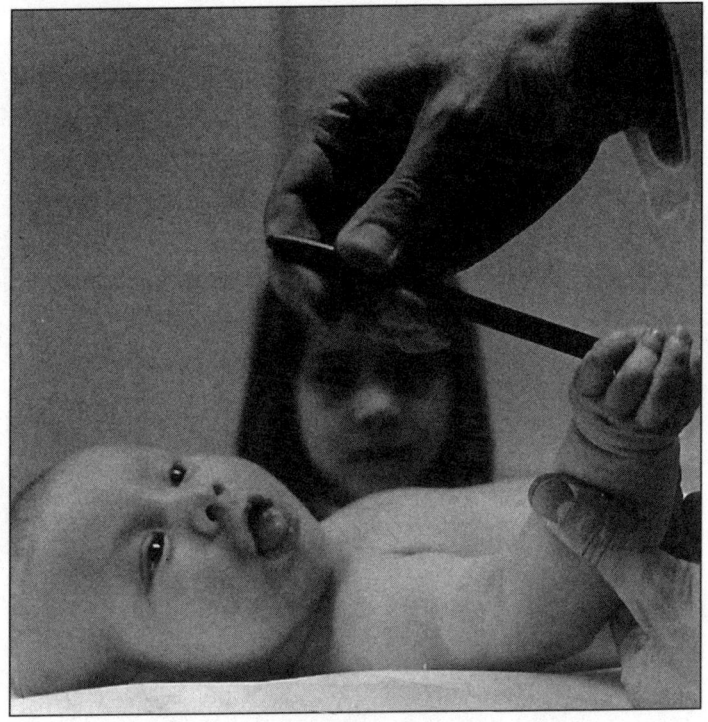

Wenn Babys sehen und sich bewegen, bilden sich die richtigen Verbindungen zwischen den Neuronen.

Verbindungen schaffen

Wenn alle Neuronen im sich entwickelnden Gehirn ihre richtige Stelle eingenommen haben, stehen sie vor der schwierigen Aufgabe, synaptische Verbindungen zu schaffen. Stellen Sie sich vor, Sie wollen zwei Häuser in verschiedenen Städten durch Telefonleitungen verbinden. Wenn die Gebäude in New York und Washington stehen, müssen Sie Philadelphia, Baltimore und mehrere Kleinstädte umgehen, und wenn Sie in Washington sind, müssen die Leitungen ins richtige Stadtviertel und schließlich zum richtigen Haus führen. Es gibt weder Karten noch Schilder, die den Neuronen helfen, die richtigen Verbindungen zu knüpfen – sie folgen biochemischen Signalen.

Bald nachdem die Zellen ihren Bestimmungsort erreicht haben, fangen Axonen und Dendriten an, aus dem neugeborenen Neuron zu wachsen. Das Leitsystem ist im sogenannten Wachstumskonus, einer Vergrößerung an der Spitze eines Axons oder Dendriten, enthalten. Der Wachstumskonus löst die Bewegung nach vorne aus und steuert das Axon, wenn es sich mit einer zermürbend geringen Geschwindigkeit von einem Millimeter am Tag durch den Neuronenwald in seiner Umgebung tastet. Der Wachstumskonus sieht ungefähr aus wie eine Hand mit einer breiten, flachen Handfläche, deren Finger viele lange Mikrospikes sind. Diese Spikes sondieren unaufhörlich die Umwelt und suchen nach biochemischen Hinweisen, die aus der Oberfläche der Nachbarzellen ragen und den

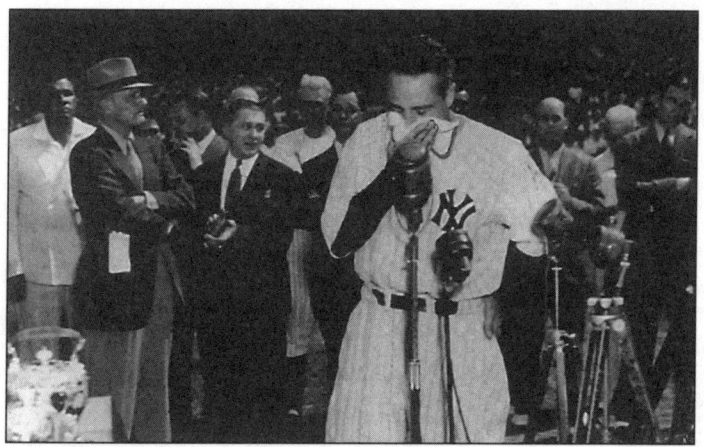

Lou Gehrig verabschiedet sich vom Baseball.

Spikes die Richtung weisen. Treffen die Mikrospikes auf eine ungünstige Oberfläche, schrumpfen sie, und nur wenn sie eine günstige Stelle ertasten, heften sie sich an und ziehen den Wachstumskonus in diese Richtung. Hat der Wachstumskonus eines Axons schließlich sein Ziel erreicht, bildet er mit der Zielzelle eine Synapse, meist an einem Dendriten, manchmal auch am Zellkörper oder am Axon des Zielneurons. Im peripheren Nervensystem bilden die Neuronen Synapsen mit Muskelzellen oder mit sensorischen Zellen in den Augen, den Ohren, der Nase, der Zunge oder der Haut.

Da der Körper nicht auf Verlangen neue Neuronen bilden kann, produziert er etwa doppelt so viele, wie er braucht, und »jätet« überflüssige dann wie Unkraut. Um zu überleben, müssen die Neuronen um neurotrope Faktoren (NTF) kämpfen. Das sind Proteine, die der Zelle die Botschaft »Bleib am

Leben!« schicken. Die Zielzelle stellt nur eine bestimmte Menge dieser neurotropen Faktoren her und verteilt sie hauptsächlich an die Axonen, die sie erhalten will. Wie in einem großen Wurf junger Hunde, die alle um ihren Anteil an der Muttermilch kämpfen müssen, sterben die schwächsten ab. Neuronen, die von ihren Axonen nicht genügend neurotrope Faktoren erhalten, zerstören sich selbst. Dieser Vorgang heißt programmierter Zelltod.

Selbst wenn die Ausdünnung beendet ist, hängen die Neuronen noch von den neurotropen Faktoren ab. Heute versuchen Biotechnologen und Pharmakonzerne, die Folgen neurodegenerativer Störungen wie der Lou-Gehrig-Krankheit zu mildern oder zu beheben, indem sie die Nerven mit zusätzlichen Dosen der lebenspendenden neurotropen Faktoren versorgen.

Die Teile des Gehirns

Wenn Neuronen entstehen, ihren Platz suchen und Verbindungen knüpfen, wächst das Zentralnervensystem (ZNS) und teilt sich in sechs große Bereiche mit spezifischen Aufgaben.

Das Rückenmark ist der einfachste Teil des ZNS. Es beginnt an der Schädelbasis und läuft durch die hohle Mitte der Wirbel. Das Rückenmark enthält Neuronen, die mit dem peripheren Nervensystem verbunden sind. Dieses System wird

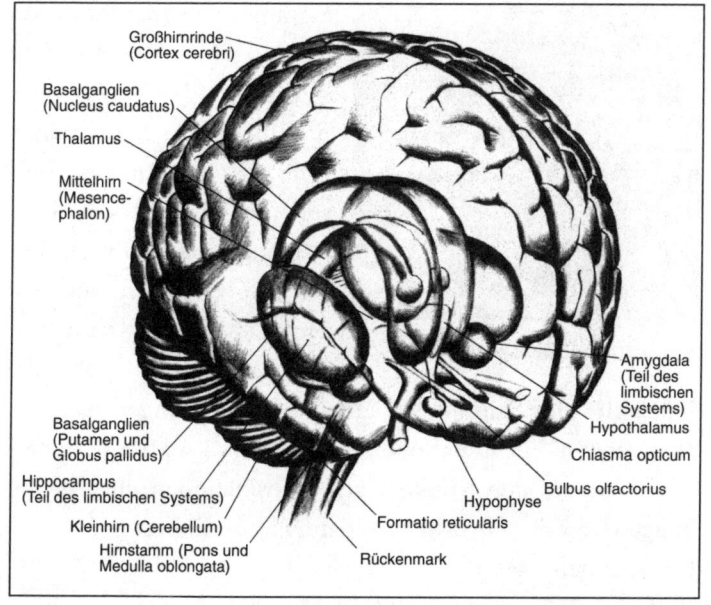

Großhirnrinde
(Cortex cerebri)
Basalganglien
(Nucleus caudatus)
Thalamus
Mittelhirn
(Mesence-
phalon)
Basalganglien
(Putamen und
Globus pallidus)
Hippocampus
(Teil des limbischen Systems)
Kleinhirn (Cerebellum)
Hirnstamm (Pons und
Medulla oblongata)
Amygdala
(Teil des
limbischen
Systems)
Hypothalamus
Chiasma opticum
Bulbus olfactorius
Hypophyse
Formatio reticularis
Rückenmark

Die wichtigen Regionen des Gehirns

von Neuronen gebildet, die sich vor allem außen am Rückenmark und am Gehirn befinden. Diese Neuronen übermitteln
Sinneseindrücke, die von Gelenken, Muskeln oder der Haut
kommen. Während Informationen über die Umwelt und die
Lage des Köpers nach oben zum Gehirn fließen, wandern Signale durch andere Neuronen nach unten und zu den
Muskeln, die mit Bewegungen reagieren.

Oberhalb des Rückenmarks liegt das Stammhirn. Die
Hirnnerven entspringen dort, breiten sich in verschiedene
Teile des Kopfes aus – in die Nase, die Zunge, die Ohren und
die Gesichtshaut – und steuern auch die Gesichtsmuskeln. Das

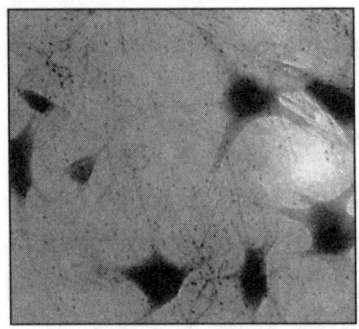

Gefärbte Neuronen

Stammhirn besteht aus zwei Teilen: Die Medulla (das sogenannte Nachhirn) hilft, fundamentale Körperfunktionen zu steuern, zum Beispiel den Blutdruck und die Atmung, und die Brücke leitet Informationen aus den Hirnhälften zum Kleinhirn.

Das Kleinhirn hüllt die Rückseite des Stammhirns ein und ist an einigen ziemlich elementaren Hirnfunktionen beteiligt. Es empfängt Sinneseindrücke aus den Muskeln und Informationen über Bewegungen von der Hirnrinde; außerdem koordiniert es Muskelbewegungen.

Auf dem Stammhirn sitzt das Mittelhirn, das eine wichtige Rolle bei der Steuerung der Augenbewegungen spielt und Signale von den Augen und Ohren weiterleitet. Thalamus und Hypothalamus sind zwischen den Hirnhälften eingekeilt. In dieser Region werden Sinneseindrücke verarbeitet, bevor sie in die Hirnrinde gelangen. Nur Informationen aus den Augen und den Geschmacksknospen machen diesen Umweg nicht. Offenbar liegt hier auch der Ursprung der Gefühle und die

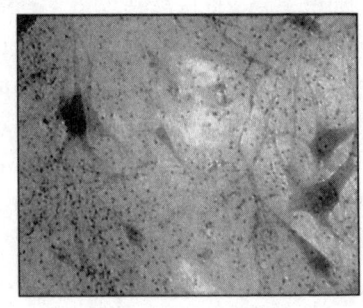

Gefärbte Neuronen

Schaltzentrale für das autonome Nervensystem, das unter anderem Herzschlag und Atmung steuert.

Diese Teile des Gehirns haben kaum etwas mit dem zu tun, was wir »Denken« nennen. Es sind Automaten im Gehirn, die wir auch in einem Vogel, einem Krokodil oder einer Maus finden. Unser Gehirn unterscheidet sich vom Gehirn anderer Arten, weil die Hirnhälften eine eindrucksvolle Menge neuraler Substanz besitzen. Die oberste Schicht der Hemisphären, die »graue Substanz«, gleicht im Querschnitt so sehr einer Baumrinde, daß man sie Cortex nennt, was im Lateinischen Rinde heißt. Der Cortex enthält jene mächtigen Neuronen, die uns das Denken, Bewegungen und das Sehen ermöglichen. Unterhalb des Cortex liegt das Gehirn oder Cerebrum, oft als »weiße Substanz« bezeichnet, weil es aus Bündeln weißer, glänzender Axonen besteht, die verschiedene Regionen des Cortex mit anderen Hirnteilen verbinden.

Im Verlaufe der Evolution wuchs die Großhirnrinde des Menschen schneller als der Schädel, und die Folge war eine straff gefaltete Struktur, die eine größere Menge der grauen Substanz aufnehmen kann. Auch das kleine Gehirn einer Ratte besitzt einen winzigen Cortex, der aber kaum gefaltet ist. Der Cortex einer Katze ist größer und ein wenig gefaltet – darum fängt die geschickte Katze die Ratte und nicht umgekehrt. Unter den Säugetieren ist das Gehirn des Menschen am stärksten gefaltet und besitzt den größten Cortex, der höheres Denken ermöglicht. Die Stirnlappen sind beim Menschen viel größer als selbst bei unseren nächsten Verwandten, den Schimpansen.

In Vogelhirnen wachsen neue Erinnerungen

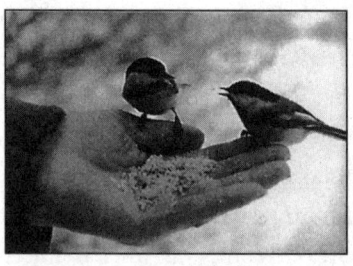

Im Herbst, wenn die Blätter von den Bäumen fallen, der Himmel grau wird und immer mehr Insekten sterben, muß die Kohlmeise Samen und Nüsse sammeln, um über den Winter zu kommen – und sie muß sich genau daran erinnern, wo sie die Vorräte versteckt hat. Vielen Menschen fällt es schon schwer, die Brieftasche, die Brille oder den Autoschlüssel zu finden, und das mit einem der größten Gehirne auf der Welt. Die Meise, deren Körper klein und leicht sein muß, damit sie fliegen kann, hat ein winziges, einfaches Gehirn.

Dieser Vogel löst das Problem, indem er bei Bedarf

Jeder Teil des Cortex hat eine bestimmte Aufgabe. Der breite Streifen des Cortex, der wie ein Sattel auf dem Gehirn sitzt, steuert den Tastsinn, die benachbarte Region die bewußte Muskelbewegung. Die Bewegungen der verschiedenen Körperteile sind von ganz bestimmten Bereichen dieses Streifens abhängig. Dessen oberster Teil steuert beispielsweise die Zehenbewegung, und an anderen Stellen liegen die Steuerzentralen für die Knöchel, Knie und Hüften, für den Rumpf, die Schultern, Ellbogen, Handgelenke und Hände. Die Finger

neue Neuronen bildet. Sein Hippocampus – der das Gedächtnis und das Raumvorstellungsvermögen steuert – schwillt jedes Jahr im Oktober an. Die alten Neuronen, die alte Erinnerungen speichern, sterben ab, und neue bilden sich.

Die Kohlmeise ist nicht der einzige Vogel, bei dem neue Neuronen wachsen. Auch andere Singvögel, zum Beispiel der Kanarienvogel, tauschen Neuronen aus, um die neuste Version ihrer Lieder zu lernen.

Kohlmeisen und andere Singvögel sind offenbar Ausnahmen von der Regel, wonach sich bei erwachsenen Tieren keine neuen Neuronen mehr bilden. Beim Menschen entstehen offenbar niemals neue Neuronen, und darum müssen wir mit unserem Gedächtnis zufrieden sein, so wie es ist.

beanspruchen einen beträchtlichen Teil des Cortex, und auch für den Gesichtsausdruck ist eine ungewöhnlich große Zahl von Neuronen zuständig. Der visuelle Cortex befindet sich ganz hinten im Gehirn.

Für Sprache und Sprechen ist ein Gebiet in den Schläfenlappen verantwortlich. Die Sprache ist ein gutes Beispiel für Arbeitsteilung; denn das Sprach- und das Denkzentrum liegen nicht etwa im selben Teil des Gehirns, sondern die Gedanken bilden sich im Stirnlappen und müssen durchs Sprachzentrum

Höcker-Deutung

Vor mehr als hundert Jahren widmete der deutsche Arzt Franz Joseph Gall sein Leben dem Studium des Gehirns. Er begründete eine kuriose Lehre, die er Phrenologie nannte. Er und seine Schüler glaubten, 37 Charakterzüge, darunter Vorsicht und Aggressivität, hätten jeweils einen Sitz im Gehirn. Gall meinte, er brauche nur die Größe der Höcker am Schädel zu messen, um herauszufinden, wie aktiv und entwickelt das darunterliegende Gehirngewebe sei. Die Wiener Geistlichen des Jahres 1802 hielten nicht viel davon; denn die Phrenologie setzte voraus, daß Persönlichkeitsmerkmale auf Dauer angelegt und nicht durch Gebete und Religionsunterricht zu verändern seien.

Gall wurde aus Österreich verbannt; aber er verbreitete seine Ideen in ganz Europa und in Amerika. In den USA waren die Ärzte am aufgeschlossensten. Auch Walt Whitman und Edgar Allan Poe waren von der Phrenologie fasziniert. Doch allmählich geriet die Lehre in Verruf und wurde mit dem Lesen im Kaffeesatz oder in der Kristallkugel auf eine Stufe gestellt. Immerhin war Gall der erste, der annahm, daß die Attribute des Geistes in verschiedenen Teilen des Gehirns angesiedelt seien. Die Größe der Höcker hat allerdings nichts mit der Gehirnsubstanz zu tun. Heute analysieren Neurowissenschaftler nicht die Schädelhöcker, sondern Bilder, die sie mit

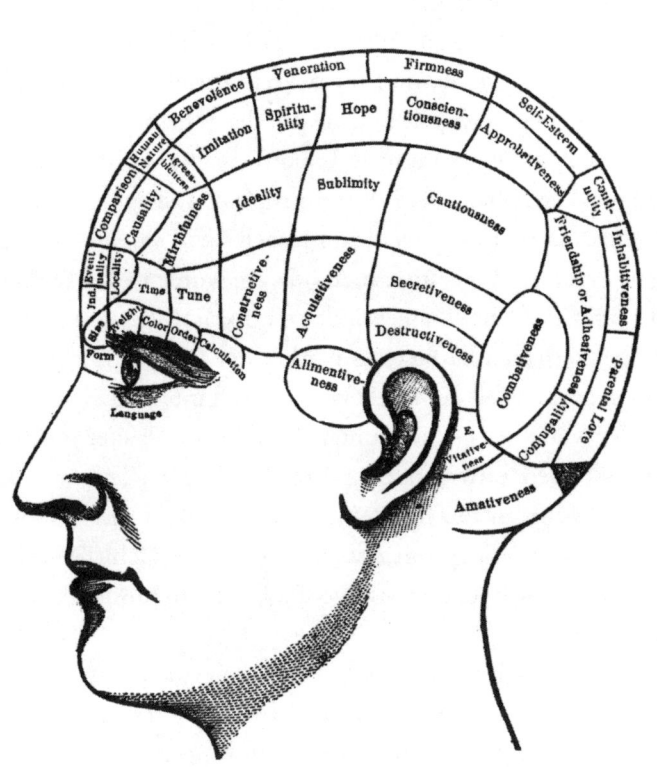

Scannern herstellen, und beobachten, was sich im Gehirn
verändert, wenn wir denken, sprechen und gehen.

zum Sprechzentrum weitergeleitet werden, damit wir Worte formulieren können.

Was wir »Denken« nennen, spielt sich hauptsächlich im vorderen Cortex ab, und im oberen Stirnhirn sind offenbar viele Störungen angesiedelt, die mit der Schizophrenie zusammenhängen. Die präfrontale Lobotomie, bei der die Nervenbahnen zwischen dem Stirnhirn und anderen Teilen des Gehirns durchtrennt werden, ist nach heutigen Vorstellungen eine grausame Operationsmethode. Sie wurde in den dreißiger bis fünfziger Jahren angewandt, um psychotisches, oft gewalttätiges Verhalten zu beseitigen. Aber der Eingriff löschte auch einen großen Teil des Intellekts aus. Das limbische System liegt in der Mitte des Gehirns unter dem Cortex. Früher hielt man es für einen unwichtigen Hirnteil, der vor allem mit dem Geruchssinn zu tun habe. Wie sich herausstellte, ist das limbische System jedoch mit fast allen Teilen des Gehirns verbunden und spielt eine wichtige Rolle beim Ausdrücken von Gefühlen.

In den nächsten beiden Kapiteln untersuchen wir, wie das Gehirn und der Geist arbeiten, wenn sie gesund sind. Das erleichtert das Verständnis geistiger Störungen.

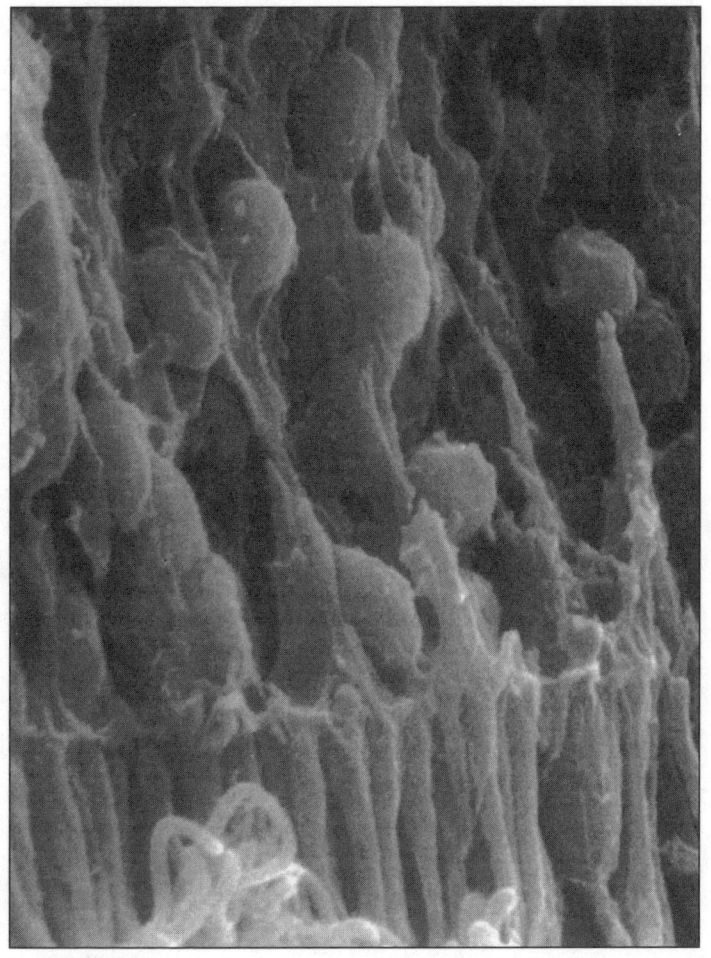

Stäbchen und Zapfen des Auges

Gen auf beiden X-Chromosomen, dann wäre sie natürlich ebenfalls farbenblind.

Das Gehirn entnimmt den Augen eine Menge wichtige Informationen. Was wir im Geist »sehen«, ist nicht nur die Botschaft aller Photorezeptoren im hinteren Teil des Gehirns. Das Signal wird vielmehr in einzelne »Ausschnitte« zerlegt, die jeweils in spezielle Teile der Okzipitallappen gelangen. Wenn diese Ausschnitte in einem komplizierten Verfahren wieder zusammengesetzt worden sind, übermittelt uns das Gehirn ein umfassendes, farbiges, dreidimensionales Bild der Welt, obwohl ihm nur zahlreiche zweidimensionale Punkte auf dem hinteren Teil des Auges zur Verfügung standen.

Die Herstellung einzelner Ausschnitte für verschiedene Zwecke – die sogenannte Parallelverarbeitung – beginnt schon in der Netzhaut. Bestimmte Neuronen, die Ganglionzellen, interagieren mit Photorezeptoren. Große Ganglionzellen fügen die Signale von den Zapfen zusammen und produzieren ein Schwarzweißbild mit größtmöglicher Signalstärke. Kleine Ganglionzellen halten die Signale der verschiedenen Zapfenarten getrennt und leiten die Farbinformation ans Gehirn weiter. Axonen von großen und kleinen Ganglionzellen bilden ein Bündel: den Sehnerv, der in den Thalamus mündet, jenen Teil des Gehirns, der das Hauptzentrum der sensorischen Informationen ist.

Axonen der Netzhautneuronen sind nicht willkürlich mit dem Thalamus verbunden – sie folgen dem Muster, das sich in der Netzhaut bildet. Es ist, als projizierten die Neuronen das Bild von den Augen auf den Thalamus. Die Schwarzweiß- und

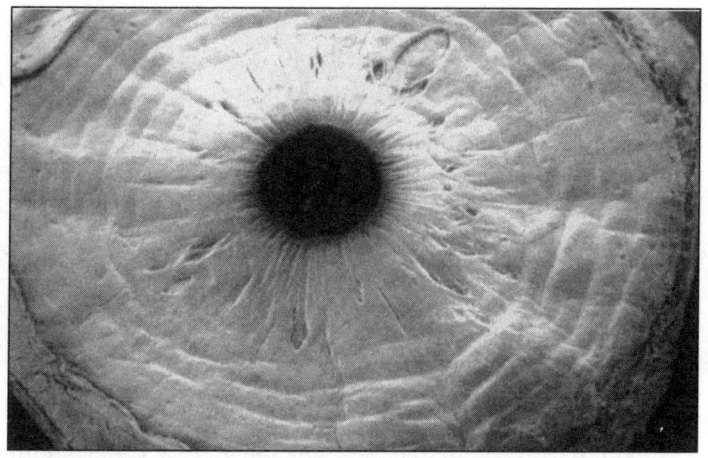

Die Iris des Auges

die Farbbilder bleiben jedoch getrennt und gelangen in verschiedene Teile des Thalamus. Wenn die visuellen Signale ihren nächsten Sprung machen – diesmal in den hinteren Teil des Gehirns –, sind sie immer noch getrennt. Sobald sie im Gehirn ankommen, werden sie weiter zerlegt. In den Okzipitallappen gibt es sechs Bereiche oder Areale, auf die verschiedene Versionen des Netzhautbildes projiziert werden. Stellen Sie sich vor, Sie haben sechs Computer installiert, die in etwa über die gleichen Informationen verfügen, nach verschiedenen Programmen arbeiten, aber miteinander verbunden sind, so daß sie Daten austauschen können.

Die getrennten visuellen Signale werden verarbeitet, um verschiedene Zwecke zu erfüllen. Ein Areal erhält seine Informationen von großen Ganglionneuronen, die alle Farbbilder

zu Schwarzweißpunkten zusammensetzen. Dieses Areal empfängt Informationen am schnellsten, und sein Werk ist eine
grobkörnige Kopie des Netzhautbildes, dem Farbe und Textur
fehlen, die wir brauchen, um ein Objekt zu identifizieren.
Dieser Teil der Sehbahn will lediglich wissen, ob ein Objekt
sich bewegt. Sie brauchen solche Informationen, wenn beispielsweise ein Tiger auf Sie zuspringt oder jemand mit einer
Keule nach Ihnen schlägt. Die Informationsverarbeitung
kostet Zeit, und darum schickt das Gehirn zuerst skizzenhafte
Signale an eine Art Bewegungsmelder.

Bewegungen sind für uns so wichtig, daß wir sie oft wahrnehmen, bevor wir wissen, was wir sehen. Das Gehirn kann
aus einer visuellen Szene sofort ein schattenhaftes, sich bewe-
gendes Bild ausschneiden, seine Richtung bestimmen und
abschätzen, ob es eine Bedrohung darstellt. Das ermöglicht es
uns, reflexhaft zu kämpfen oder zu fliehen, ehe wir wissen,
wogegen wir kämpfen oder wovor wir fliehen. Dank dieses
Bewegungsmelders spart das Gehirn eine Menge Zeit. Es
dauert nur 75 Millisekunden, um ein Bild für den Bewegungsmelder zu verarbeiten, aber das Gehirn benötigt weitere 100
Millisekunden, um das Objekt zu identifizieren. Der Bewegungsmelder verringert also die Reaktionszeit um mehr als
die Hälfte.

Die Wahrnehmung von Bewegungen ist jedoch ein Spezi-
alfall. Die umfangreichere Aufgabe des Sehzentrums besteht
darin, ein genaues, dreidimensionales Bild zu erstellen und in
diesem Bild wichtige Elemente zu erkennen. Dafür kombi-
niert das Gehirn mehrere der Bilder, die auf seinen hinteren

Teil projiziert werden. Einige bildverarbeitende Areale sind darauf spezialisiert, scharfe Kanten zu erkennen; andere sind Experten in der Wahrnehmung und Zuordnung von Farben. Das alles spielt sich im sogenannten vorbewußten Teil des Gehirns ab, so daß wir nicht an Bilder »denken« und darüber entscheiden müssen, ob das Objekt rechteckig oder die Farbe grün ist. Damit wir aber ein Blatt von einer Schachtel unterscheiden können, wird das Bild in den unteren Schläfencortex befördert, dessen spezialisierte Neuronen Form, Tiefe und Farbe erkennen. Es ist, als würden Sie mehrere durchsichtige Karten – eine mit Straßen, eine mit der Topographie und eine, die Farben anzeigt – aufeinanderlegen, damit Sie genügend Einzelheiten finden, um Ihren Standort zu ermitteln.

Das Erkennen von Objekten ist noch komplizierter. Dieser Teil des Gehirns ist äußerst geschickt darin, Gesichter zu iden-

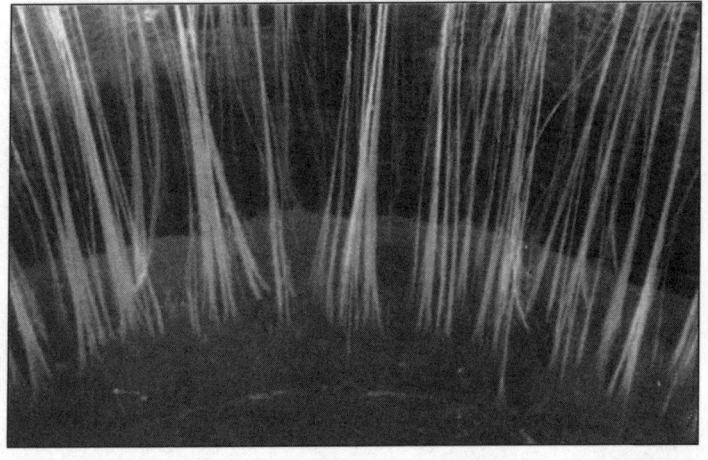

Bänder halten die Augenlinse.

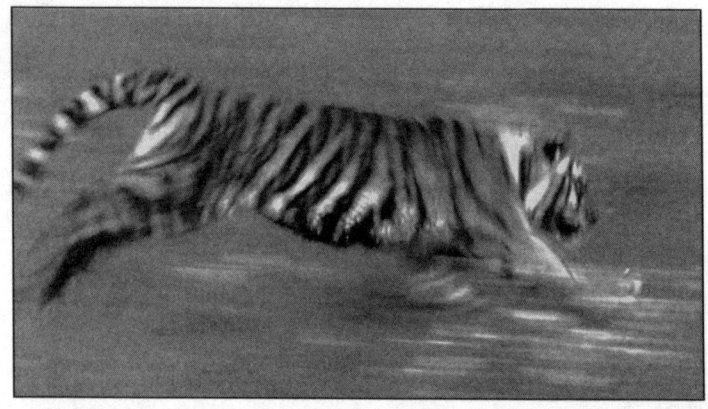

Bewegungsmeldung dient dem Überleben

tifizieren, und bestimmte Neuronen widmen sich dieser Aufgabe. Das erklärt, warum wir uns an das Gesicht eines Menschen erinnern können, dessen Namen wir längst vergessen haben, und warum wir so oft fragen: »Habe ich Sie nicht schon einmal gesehen?«

Das visuelle System ist ein wunderbares Beispiel für eine Aufgabe, die das Gehirn sehr gut erfüllt: Es zerlegt Sinneseindrücke in separate, handliche Teile und setzt sie dann auf unterschiedliche Weise zusammen, je nach dem verfolgten Zweck. Das Gehör ist ein weiteres Beispiel für diese außerordentliche Fähigkeit. Keine Audiotechnik kann sich mit der Empfindlichkeit der Hörbahn messen. Wir können Geräusche zwischen 20 und 20 000 Hertz wahrnehmen, und zwar in Lautstärken, die sich um ein Millionenfaches unterscheiden. Da das Gehirn seine Signale in Stereo empfängt, können wir die Quelle eines Geräusches genau lokalisieren. Mit Ihrem

Stereogehör können Sie ein Zimmer in völliger Dunkelheit durchqueren und den Lautsprecher eines Radios oder den Kopf eines leise sprechenden Menschen berühren, vorausgesetzt, Sie stolpern nicht übers Sofa.

Die Neuronen des Innenohrs, die Haarzellen, gleichen winzigen Verstärkern, die auf eine bestimmte Frequenz eingestellt sind. Die Frequenzsignale werden dann in bestimmte Bereiche der Schläfenlappen weitergeleitet und, ganz ähnlich wie die Lichtsignale beim Sehen aufgespalten werden, in verschiedene Geräuschpartikel zerlegt, die das Gehirn später wie ein Puzzle zusammensetzt, so daß wir Musik, eine Stimme oder eine Autohupe wahrnehmen. Ein Teil des Schläfenlappens, der Nucleus medialis superior, vergleicht Unterschiede im Schall, um die Quelle zu lokalisieren. Eine weitere spezialisierte Funktion, die bei Musikern besonders gut ausgebildet ist, ist das »absolute Gehör« (siehe Kasten Seite 94/95).

Geschmacks- und Tastsinn arbeiten nach ähnlichem Muster. Signale werden von sensorischen Neuronen an spezialisierte Stellen des Gehirns weitergeleitet. Das Zentrum für den Tastsinn ist ein breiter Streifen des Cortex in der Mitte des Gehirns, der vom Scheitel bis fast zur Basis reicht. Signale aus den Zehen werden oben verarbeitet, dann folgen von oben nach unten die Signale aus den Knien, den Beinen, dem Rumpf, den Schultern, den Fingern, dem Hals, dem Kopf und dem Gesicht. Das Gehirn stuft Empfindungen am Finger und am Gesicht als vorrangig ein und verarbeitet die Signale aus diesen Körperteilen in einem ungewöhnlich großen Bereich des Cortex.

Der sensorische Teil des Gehirns zerlegt Umweltreize in überschaubare Portionen und präsentiert dem Bewußtsein zusammenhängende Sinneswahrnehmungen. Der Verstand wählt dann aus, was er für wichtig hält. Wenn das Gehirn Schwierigkeiten hat, die zerlegten Bilder aus der Außenwelt wieder zusammenzusetzen, können Geisteskrankheiten die Folge sein. Das gilt offenbar besonders für die Schizophrenie.

So entstehen Erinnerungen

Lernen und Gedächtnis sind wohl die wichtigsten Funktionen des Gehirns. Fast alles, was wir tun – Auto fahren, kochen, die Mülltonne hinausbringen –, müssen wir lernen. Wenn wir fahren, benötigen wir zahlreiche Informationen über die Beschaffenheit der Straße (»Sieht nach Eis aus.«) und gespeichertes Wissen (»Ich weiß, daß jetzt eine Kurve kommt.«), um richtig zu reagieren (»Vorsichtig bremsen!«). Lernen heißt, neue Informationen zu sammeln, die das Gedächtnis in einer Form speichert, auf die wir später zurückgreifen können.

Das Gedächtnis ist eine äußerst praktische und robuste Einrichtung. Wenn Sie morgens Ihr Haus ohne verläßliches Gedächtnis verlassen würden, bräuchten Sie ein großes Schild mit der Aufschrift: »Tür abschließen!« Aber es müßten viele weitere Hinweise hinzukommen:

1. Den Türschlüssel finden: ein flaches, metallisches Objekt mit Kerben in einer Seite, das sich meist in der Hosentasche befindet.
2. Den Schlüssel in den Zylinder an der Tür stecken.
3. Den Schlüssel nach rechts drehen, bis er wieder senkrecht steht.
4. Den Schlüssel aus dem Zylinder ziehen und wieder in die Tasche stecken.

Das setzt natürlich voraus, daß wir ein Gedächtnis für Worte und Sprache haben und daß wir uns daran erinnern können, was Hose, Metall, Zylinder und senkrecht bedeuten. Mit einem ordentlichen Gedächtnis können wir unser Haus rasch verlassen, ohne bei jedem Schritt komplizierte Anweisungen zu benötigen. Wir können das Auto starten, aus der Einfahrt auf die Straße biegen und zur Arbeit fahren.

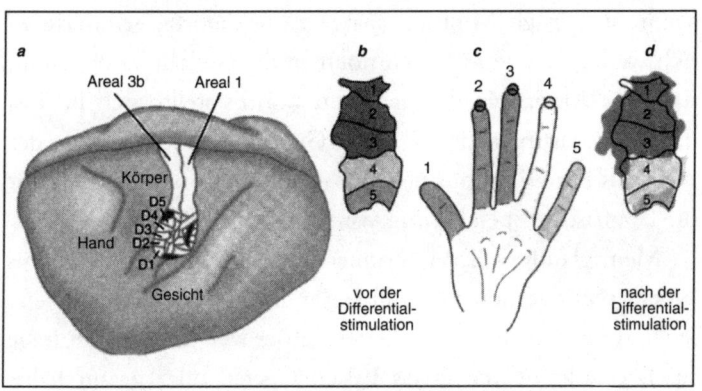

Der Sitz des Tastsinns im Gehirn

Die Schaltzentrale des Gedächtnisses

Wie Sprache, Bewegung und Gesichtssinn hat auch das Gedächtnis sein eigenes Areal im Gehirn. In den fünfziger Jahren entdeckten Neurochirurgen am Neurologischen Institut in Montreal zufällig diesen Hirnteil.

Ein unglücklicher 27jähriger Patient mit den Initialen H. M. litt an schweren epileptischen Anfällen. Nach einer Operation im Jahre 1953, bei der Teile der Schläfenlappen entfernt wurden, ließen die Anfälle nach – aber nun arbeitete sein Langzeitgedächtnis nicht mehr. Er erinnerte sich an Leute, Ereignisse und Orte, die er vor dem Eingriff gekannt hatte, und seine Intelligenz war normal. Sein Kurzzeitgedächtnis gab jedoch keine Informationen mehr an das Langzeitgedächtnis weiter. Beispielsweise besuchte ihn eine Ärztin in seinem Zimmer, stellte sich vor, sprach mit ihm und ging wieder. Wenn sie einige Minuten später zurückkehrte, erinnerte er sich weder an ihren Namen noch an ihr Gesicht, noch daran, daß eine Ärztin bei ihm gewesen war. Es stellte sich heraus, daß die Chirurgen den Teil des Gehirns entfernt hatten, der heute als Hippocampus bekannt ist und der unentbehrlich für die langfristige Speicherung von Erinnerungen ist.

Man glaubte, H. M. könne ohne Hippocampus nichts Neues mehr lernen und müsse für immer im geistigen Jetzt leben. In einem Interview beschrieb er sein Elend: »Ich frage mich gerade, ob ich etwas Falsches getan oder gesagt habe. Wissen Sie, in diesem Augenblick scheint alles klar zu sein –

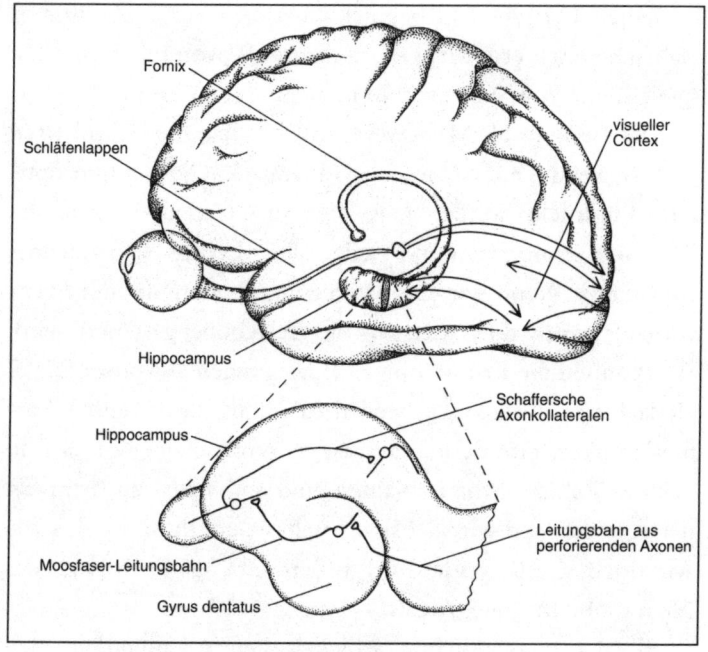

Schnitt durch die Hippocampusregion

aber was ist vor einigen Minuten geschehen? Das beunruhigt mich. Es ist wie das Erwachen aus einem Traum. Ich erinnere mich einfach nicht.«

Aber das Gehirn verfügt über viele Arten von Gedächtnissen, wie sich am Fall von H. M. zeigte. Er lernte, Bewegungen zu wiederholen, zum Beispiel den Aufschlag beim Tennis, und wenn er übte, wurde er von Tag zu Tag besser. Aber stellen Sie sich vor, Sie wären sein Tennislehrer. Am fünften Tag des Trainings müßten Sie sich zum fünftenmal vorstellen und ihm vielleicht wieder den Aufschlag beibringen. Und wenn Sie ihn zu seinen Fortschritten beglückwünschen würden, würde er wahrscheinlich erwidern: »Fortschritte? Wovon reden Sie? Ich spiele heute zum erstenmal in meinem Leben Tennis!«

Das Beispiel H. M. beweist, daß es viele Gedächtnisarten gibt. Bewegungen, Geräusche, Geschmack, Geruch und optische Eindrücke werden jeweils in verschiedenen Teilen des Gehirns verarbeitet, und jeder Teil besitzt sein eigenes Gedächtnis. Wenn wir eine Bewegung üben, findet der Lernvorgang genau dort statt, wo die Bewegung gesteuert wird. Wir können die Erinnerung an Bewegungen als »prozedurales Gedächtnis« bezeichnen, weil dafür nicht die bewußte Aufmerksamkeit erforderlich ist, die wir brauchen, um uns an Fakten, Zahlen, Worte, Namen und so weiter zu erinnern (letzteres nennen wir »deklaratorisches Gedächtnis«). Und wie wir noch sehen werden, vergrößert Übung die Menge der Neuralsubstanz eines Areals.

H. M.s unglückliches Schicksal lieferte außerdem den Beweis dafür, daß die Speicherung im Kurzzeit- und im Langzeitgedächtnis zwar parallel, aber getrennt erfolgt. Mit anderen Worten: Das Langzeitgedächtnis ist nicht nur eine einfache »Fotokopie« des Kurzzeitgedächtnisses, sondern beide Gedächtnisinhalte werden in verschiedenen Gehirnregionen gespeichert. Manche Menschen haben Gehirnschäden, die das Kurzzeitgedächtnis beeinträchtigen. Wenn Sie sich einem Betroffenen vorstellen, hat er Ihren Namen schon nach wenigen Sekunden vergessen. Im Gegensatz zu H. M. kann es jedoch sein, daß er Sie am nächsten Tag beim Namen ruft, weil sein Langzeitgedächtnis aktiv geworden ist.

Der Gedächtniscode

Wie kodiert das Gehirn Erinnerungen? Wissenschaftler glauben, daß ein Erlebnis eine Reihe von hochfrequenten Aktionspotentialen in bestimmten Neuronengruppen auslöst. Ist die Intensität oder die Zahl der Wiederholungen ausreichend, kommt es in diesen Neuronen zu biochemischen Veränderungen, deren genauer Ablauf noch unklar ist. Die meisten Neurowissenschaftler nehmen an, daß die Stärke der synaptischen Verbindungen sich ändert, und sie nennen diesen Vorgang »Langzeitpotenzierung« (LZP). Wir können ihn mit dem Drehen am Lautstärkeregler eines Radios vergleichen: An einem bestimmten Punkt überdeckt der Schall alle anderen Geräusche. Auf diese Weise macht das Gehirn einen »Schnappschuß« von einer Handlung, einem Wort oder einer Szene, die es sich merken will.

Die Wandtafel des Geistes

Wenn wir uns unterhalten oder ein Auto fahren oder eine andere alltägliche Funktion wahrnehmen, muß das Gehirn Sinneseindrücke verarbeiten und gleichzeitig Erinnerungen wachrufen. Die vorderen Stirnlappen mischen diese Daten. Bestimmte Abschnitte der vorderen Stirnlappen sind eine Art

Wandtafel, die ständig abgewischt und mit neuen Erinnerungen beschrieben wird. Wenn Sie Auto fahren, heben Sie die Augen und sehen, daß die Ampel auf Grün steht. Dann schauen Sie wieder auf die Straße, ohne sich erneut vergewissern zu müssen. Nachdem Sie die Kreuzung überquert haben, kann die Tafel gesäubert werden, damit sie die nächste zeitweilige Erinnerung aufnehmen kann. Daß Erinnerungen dieser Art so leicht verlorengehen, ist manchmal ärgerlich, vor allem wenn Sie sich mitten auf einer Kreuzung fragen, ob die Ampel tatsächlich grün war, oder wenn Sie umkehren müssen, um nochmal nachzusehen, ob Sie die Haustür wirklich abgeschlossen haben.

Die vorderen Schläfenlappen besitzen offenbar zahlreiche Felder für das Kurzzeitgedächtnis, und jedes speichert nur bestimmte Erinnerungen: die Lage, Größe, Farbe oder Form von Objekten, Worte und Geräusche, mathematische Operationen und so weiter. Die wichtigste Aufgabe dieses Arbeitsgedächtnisses besteht darin, die Aktivitäten anderer Hirnregionen zu stimulieren oder zu hemmen. Angenommen, Sie sehen eine gelbe Ampel. Dann stellen Sie einen Zusammenhang her zwischen dem Gelb und der Notwendigkeit, bald anzuhalten, und schicken ein Signal an den motorischen Cortex. Dieser koordiniert die Handlung und schickt ein Signal an den rechten Fuß, der dann je nach Ihrer Entscheidung auf die Bremse oder aufs Gaspedal tritt.

Eine der wichtigsten chemischen Substanzen, die mit dem Arbeitsgedächtnis zu tun haben, ist der Neurotransmitter Dopamin. Ein zu hoher oder zu niedriger Dopaminspiegel im

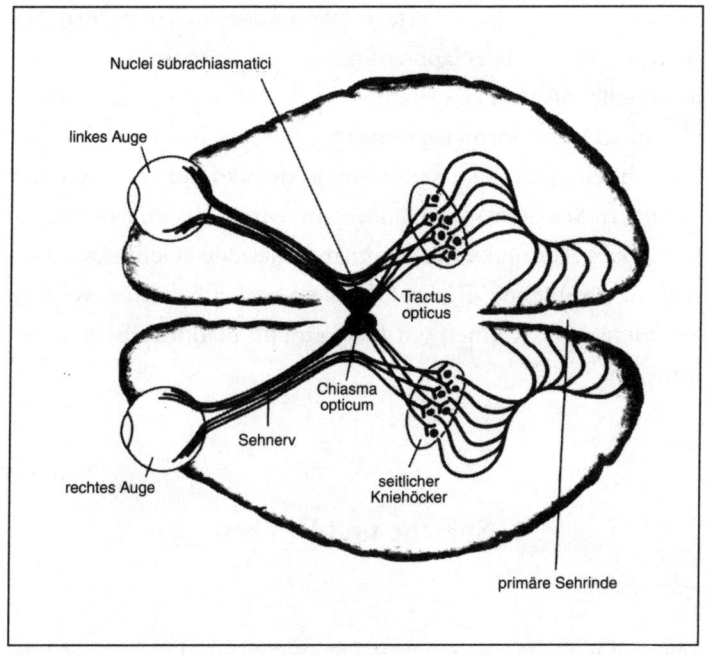

Blick auf das Gehirn von oben

vorderen Schläfenlappen kann ernste Folgen haben. Wissenschaftler haben zum Beispiel entdeckt, daß im Gehirn alter Affen Dopamin fehlt, so daß es den Tieren schwerfällt, Tests zu bestehen, bei denen es auf das Arbeitsgedächtnis ankommt. Man kann das Arbeitsgedächtnis dieser alten Affen jedoch wiederherstellen, wenn man ihnen Dopamin injiziert.

Forschungen, die sich mit der Funktion des Arbeitsgedächtnisses und der Stirnlappen unter normalen Bedingungen befassen, liefern auch Hinweise darauf, was schiefgeht, wenn das Gedächtnis versagt. Neurowissenschaftler machen die vorderen Schläfenlappen für viele psychiatrische und neurologische Störungen verantwortlich, besonders für Schizophrenie. Die abnormen geistigen Zustände bei dieser Krankheit ähneln sehr den Symptomen, die bei Verletzungen der vorderen Schläfenlappen auftreten: wirre Gedanken, eingeschränkte Aufmerksamkeit, unangemessene Gefühlsreaktionen und fehlende Ziele. Ohne normal arbeitende vordere Schläfenlappen können wir Denken und Handeln nicht koordinieren.

Sprache und Denken

Die Sprache ist ein einzigartiges Wesensmerkmal des Menschen; aber sie ist nicht vom Himmel gefallen, sondern hat sich entwickelt. Die Menschen und die Arten, die ihnen auf der Evolutionskette vorausgingen, mußten zuerst die Fähigkeit entwickeln, Handlungen sowie geistige Bilder von Objekten, Ereignissen und deren Zusammenhang zu kategorisieren und sinnvoll zu speichern. Die Sprache entstand im Laufe der Evolution, weil sie ein ausgezeichnetes Instrument ist, um all diese Informationen in handliche Einheiten zu zerlegen. Beispielsweise kann das Wort »Computer« verschiedene Bilder wachrufen: Laptop, Desktop, Roboter, Computer, die die Weltherrschaft an sich reißen, und so weiter.

Die Sprache dient jedoch nicht nur der Kommunikation, sondern sie ist auch unentbehrlich für das Denken. Viele Gedanken sind aneinandergereihte Worte, gelegentlich mit einem Bild oder einer Empfindung verknüpft. Wir können mühelos zwischen stummem inneren Denken und lautem Sprechen hin und her schalten. Vielleicht schlurfen Sie beispielsweise durchs Haus und murmeln: »Wo hab' ich bloß meine Brieftasche hingelegt?« Ihr Mann fragt: »Was sagst du?«, und Sie antworten: »Ach, nichts. Ich hab' nur laut gedacht.«

Die gelesene, geschriebene, gehörte oder gesprochene Sprache ist ein weiteres Beispiel dafür, wie das Gehirn die Aktivitäten verstreute Neuronengruppen koordiniert. Studien zeigen, daß dabei verschiedene Areale des Gehirns aktiv werden. Wenn wir Worte hören, sind Areale des Schläfenlappens, die für die Wahrnehmung von Lauten zuständig sind, am aktivsten. Wenn wir lesen, arbeitet das Sehzentrum in den Okzipitallappen am intensivsten. Wenn wir sprechen, verlagert die Aktivität sich zu den motorischen Arealen in der oberen Mitte des Gehirns. Um jedoch die Worte zu formen, die wir sprechen, müssen die Stirnlappen tätig werden, wo sich die zuvor erwähnte »Wandtafel« befindet. Unterbricht eine Verletzung oder eine Störung der Körperchemie die Verbindung zwischen diesen Bereichen, geraten wir in Schwierigkeiten. Es kann zum Beispiel sein, daß wir Worte denken, sie aber nicht aussprechen können, weil die Leitungsbahn zum entsprechenden Areal defekt ist. Solche Störungen treten häufig nach einem Schlaganfall auf.

Das absolute Gehör

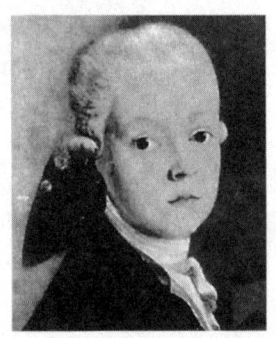

Mozart

Wissenschaftler in Deutschland glauben, daß sie einen vergrößerten Gehirnteil entdeckt haben, dem musikalische Genies wie Beethoven und Mozart ihr Talent verdankten. Was viele begabte Musiker besitzen, ist das »absolute Gehör«, die Fähigkeit, einen isolierten Musikton ebenso unfehlbar zu erkennen wie andere Leute ein Wort.

Natürlich besitzen nicht alle Musiker das absolute Gehör; aber mit dem PET fanden die Forscher heraus, daß bei jenen, die es haben, das linke Planum temporale vergrößert ist. Diese Struktur im Schläfenlappen ist unter

Das Denken ist also wie die meisten Aktivitäten des Gehirns eine Form der parallelen und verteilten Verarbeitung, allerdings die eleganteste. Das Denken und sein Produkt, die Sprache, sind hervorragend dazu geeignet, mit der Welt zu interagieren. Sie haben es uns ermöglicht, die Zivilisation, Musik und Tanz und die Kultur zu schaffen und unser Wissen durch Unterricht und Aufzeichnungen an künftige Generationen weiterzugeben. Aber diese Fähigkeit hat ihren Preis. Wenn wichtige Elemente der geistigen Aktivität gestört sind, bricht

anderem am Sprechen beteiligt. Bei Musikern ohne absolutes Gehör und bei Nichtmusikern war das Planum temporale kleiner als bei talentierten Musikern.

Nur wer früh mit Musik umgeht – in der Regel vor dem achten Lebensjahr –, entwickelt ein absolutes Gehör. Nach dem zehnten Geburtstag ist das Gehirn anscheinend nicht mehr flexibel genug, um seine Neuronen so umzugruppieren, daß ein absolutes Gehör die Folge ist. Musikalische Genies entstehen also, wenn

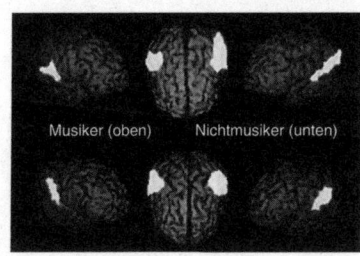

Musiker (oben)   Nichtmusiker (unten)

Erbanlagen und Erziehung günstig zusammenwirken.

das elegante System zusammen, und wir werden depressiv oder psychotisch, wir hören Stimmen, wo keine sind, sehen Dinge, die es nicht gibt, werden vergeßlich oder ängstlich und führen ein klägliches Leben.

In den nächsten Kapiteln untersuchen wir, wie man einen gestörten Geist am besten heilt. Für den Neurowissenschaftler sind Medikamente oder Operationen die Lösung, für den Psychologen ist es die Gesprächstherapie. Jede Methode hat ihre Triumphe und Niederlagen aufzuweisen.

6
Die wichtigsten Geisteskrankheiten

Tausende von Jahren lang haben Dichter und Priester die Geisteskrankheit als Krankheit der Seele betrachtet. Andererseits haben Ärzte, zumindest seit Hippokrates, sie als Krankheit des Gehirns bezeichnet, die auf ein Ungleichgewicht der Säfte oder eine wandernde Gebärmutter zurückzuführen sei. Erst seit dem zwanzigsten Jahrhundert sind wir imstande, in die Tiefen des Gehirns zu blicken und Fehler in seiner Struktur und Biochemie zu erkennen; und können beginnen, eine biologische Erklärung für die Störungen zu suchen, die wir Geisteskrankheiten nennen. Das Gehirn ist in den Augen der Neurowissenschaftler ein Organ, das Reize parallel und verteilt verarbeitet und bisweilen krank wird. Nachfolgend besprechen wir, welche Ergebnisse die Suche nach einer wissenschaftlichen Erklärung für Geisteskrankheiten gezeitigt hat.

Schizophrenie – der Bruch mit der Welt

Die meisten Menschen haben ein ziemlich falsches Verständnis von der Schizophrenie. Bei dieser Krankheit wohnen nicht mehrere Persönlichkeiten im selben Geist – diese Krankheit wird heute mit multipler Persönlichkeit beschrieben –, sondern der innere Denkprozeß ist gestört. Die Arbeitsteilung bricht zusammen, so daß Menschen mit Schizophrenie Schwierigkeiten haben, die Realität zu sehen. Sie haben keine »gespaltene Persönlichkeit«, sondern es besteht ein Bruch mit dem Rest der Welt, mit der äußeren Wirklichkeit.

Schizophrenie wird manchmal als romantische Krankheit dargestellt, als eine Art geniale Verrücktheit oder als andere, vertretbare Art, die Welt zu sehen. Doch das Chaos der Gedanken und Empfindungen ist für die Kranken verheerend. Vincent van Gogh schuf faszinierende Kunstwerke; doch viele von ihnen scheinen eine andere Auffassung von der Realität widerzuspiegeln, was einige Psychiater veranlaßte, ihn für schizophren zu erklären. Andere halten seine Krankheit für eine bipolare Störung (manische Depression). Was immer es war, van Gogh empfand sie jedenfalls als schwere Behinderung, nicht als befreiend. Nur zehn Jahre seines Lebens verbrachte er

Einige Psycho-
pharmaka von
Hinckley jun.,
dem Attentäter von
Präsident Reagan

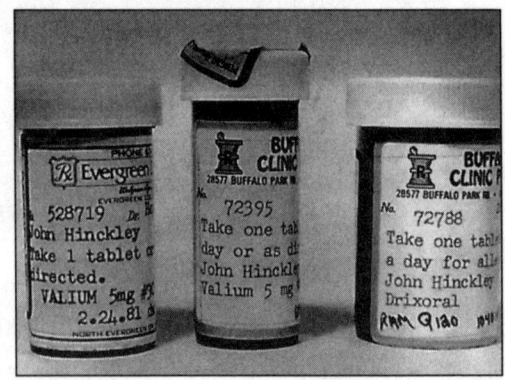

mit der Malerei und entschloß sich schließlich zu der einzigen wirksamen Behandlung: Selbstmord. Seine Krankheit war ihm verhaßt. »Ich für meinen Teil hätte darauf verzichten können, verrückt zu sein, wenn ich eine Wahl gehabt hätte«, schrieb er seinem Bruder Theo. »Oh, wenn ich doch ohne diese verfluchte Krankheit hätte arbeiten können – was hätte ich alles vollbracht!«

An Schizophrenie leidet etwa ein Prozent der Bevölkerung, und zwar überall auf der Welt. Im Gegensatz zur Depression, von der viele sich völlig erholen, dauert die Schizophrenie meist ein Leben lang und wird allmählich schlimmer. Nur etwa ein Viertel der Erkrankten wird »geheilt«, und dabei kommt es offenbar nicht darauf an, ob Psychopharmaka verabreicht werden oder nicht. Die nächsten 25 Prozent sprechen gut auf Medikamente an und kommen mit dem Leben ganz gut zurecht, solange sie Psychopharmaka nehmen. Sie können unabhängig leben, heiraten und sogar einer Arbeit nachgehen. Die verbleibende Hälfte der Schizophrenen bleibt mehr oder weniger behindert, und ihr Zustand bessert sich kaum. Diese Menschen verbringen ihr Leben in Pflegeheimen, offenen Anstalten, psychiatrischen Kliniken und Gefängnissen – oder auf der Straße. Etwa zehn Prozent aller Schizophrenen sterben innerhalb von zehn Jahren nach der Diagnose, manchmal bei gewaltsamen Auseinandersetzungen, oft durch Selbstmord.

Menschen mit Schizophrenie begehen gelegentlich Verbrechen während einer psychotischen Phase. John Hinckley jun. schoß beispielsweise auf Präsident Reagan, weil sein gestörter Geist ihm einredete, dadurch werde er die Liebe der Schauspielerin Jodie Foster erringen. Er unterscheidet sich erheblich von einem Mann, der kaltblütig die Ermordung seiner Frau plant, um eine Versicherungssumme zu kassieren. Allerdings übertreiben die Medien die Neigung Schizophrener, gewalttätig zu werden. Es ist wahrscheinlicher, daß ein Mensch mit einer antisozialen Persönlichkeitsstörung (siehe unten) straffällig wird.

Bevor die Diagnose »Schizophrenie« gestellt wird, muß ein Mensch sechs Monate lang krank gewesen sein und mindestens eine psychotische Phase gehabt haben, während der folgende Symptome aufgetreten sind:

1. Bizarre Wahnvorstellungen (z. B. von einem Chip gesteuert zu sein, den die CIA eingepflanzt hat)
2. Halluzinationen (z. B. »Stimmen«)
3. gestörtes Denken und möglicherweise emotionsloses Sprechen und Handeln

Einem Schizophrenen fällt es überaus schwer, Sinneswahrnehmungen zu ordnen und zu deuten und angemessen darauf zu reagieren. Eine Patientin drückte es so aus: »Wenn jemand etwas sagt, muß ich mir überlegen, was die Worte bedeuten. Statt einer spontanen Reaktion kommt erst mal eine Pause.« Und ein Kranker beklagte sich: »Alles ist in Teilchen zerlegt. Ich setze das Bild im Kopf Stück für Stück zusammen. Es ist wie ein Foto, das jemand zerrissen hat und das man wieder zusammensetzt. Wenn ich mich bewege, ist es entsetzlich.«

Was ist die Ursache dieses Bruchs mit der Wirklichkeit?

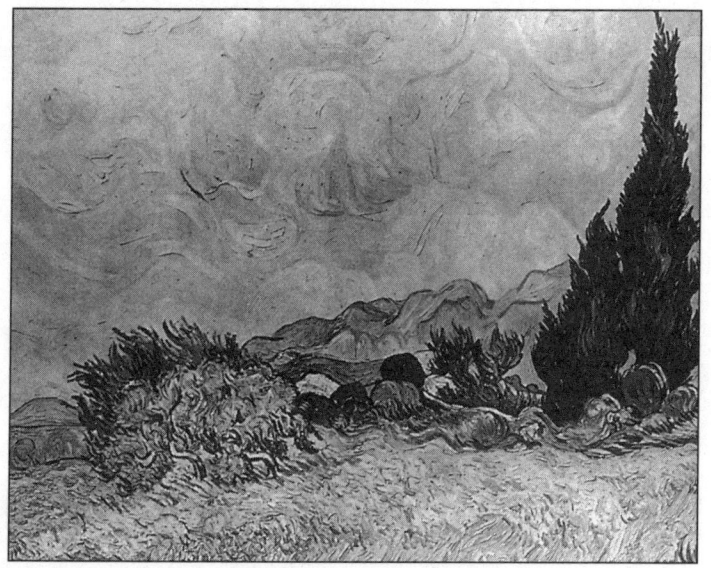

Van Goghs »Zypresse«

Offenbar ist die Schizophrenie hauptsächlich eine Gehirnstörung und nicht die Folge einer unglücklichen Kindheit, wie einige Psychiater früher annahmen. Es ist durchaus möglich, daß es auch einen starken genetischen Hintergrund gibt; denn das Risiko, schizophren zu werden, beträgt insgesamt nur ein Prozent, aber bei den Eltern, Geschwistern und Kindern der Kranken steigt es auf fünfzehn Prozent. Wenn ein eineiiger Zwilling an Schizophrenie leidet, wird der andere Zwilling mit 48prozentiger Wahrscheinlichkeit ebenfalls erkranken. Dennoch ist es bemerkenswert, daß 52 Prozent der eineiigen Zwillinge nicht an Schizophrenie erkranken, wenn der Bruder oder die Schwester – die ja die gleichen Gene haben – daran leidet. Daraus können wir schließen, daß mehr als nur Gene daran beteiligt sein müssen, eine Umweltkomponente etwa, eine Gehirnverletzung oder -infektion, durch die die Krankheit zum Ausbruch kommt.

Viele Areale des Gehirns sind wahrscheinlich bei Schizophrenie betroffen. Anscheinend ist die Weiterleitung von Nervenimpulsen an den Synapsen oder ihre Verarbeitung in den Neuronengruppen verschiedener Hirnteile auf noch ungeklärte Weise gestört. Manche Studien deuten darauf hin, daß die vorderen Stirnlappen beteiligt sind, andere tippen auf die Schläfenlappen; aber wir wissen noch nicht wirklich, worin der Fehler besteht und wo er zu orten ist.

Die Höhen und Tiefen der bipolaren Störung und der Depression

Die bipolare Störung, früher manisch-depressive Erkrankung genannt, trifft etwa ein halbes bis ein Prozent der Bevölkerung. Wie der Name andeutet, gehören dazu Phasen der euphorischen Hochstimmung, die ähnlich wie Drogen und Alkohol eine enorme seelische und körperliche Energie freisetzen. Im Griff der Manie fühlen die Kranken sich wunderbar und sind lebensfreudig; sie reden schnell und geistreich wie Robin Williams im Film *Awakening*. Aber seine Hochstimmung währte nur vor laufender Kamera, während sie bei den

Kranken in einer manischen Phase ständig vorhanden ist. Eine natürliche Hochstimmung – das hört sich nicht schlecht an. Wo liegt das Problem?

Die Euphorie kann wochenlang anhalten, und in diesem manischen Zustand benehmen die Kranken sich recht ausgelassen und närrisch. Schizophrene sind meist so verwirrt, daß sie nicht impulsiv handeln, und Depressive sind zu lethargisch, um ihr gestörtes Denken auszuleben. Maniker sind trotz ihrer Wahnvorstellungen voller Energie.

Ein Student der Universität von Kalifornien rief im Kreml an und wollte den sowjetischen Regierungschef dazu bringen, die Atombomben abzuschaffen. Er drang zwar nicht zu Breschnew durch, sprach aber immerhin ausführlich mit einem Politbüromitglied. Das klingt harmlos – aber die Telefonrechnung betrug 850 Dollar, und seine Eltern mußten sie bezahlen. Außerdem blieben seine gutgemeinten, aber unrealistischen Bemühungen bezüglich der Bombe fruchtlos.

Manie kann für die Angehörigen des Kranken schmerzlich und zermürbend sein; denn sie müssen nach den geistigen Wirbelstürmen die Scherben zusammenkehren. Der Psychiater Ronald Fieve beschrieb in seinem Buch *Moodswing* das Verhalten eines seiner Patienten während einer manischen Phase:

»Er hatte ganz allein ein herrliches Schwimmbecken für sein Landhaus in Virginia gebaut und täglich achtzehn Stunden daran gearbeitet. Er beschloß, daraus ein öffentliches Schwimmbad zu machen und an einem Ende einen Kiosk aufzustellen, um die steigenden Kosten aufzufangen. Als seine

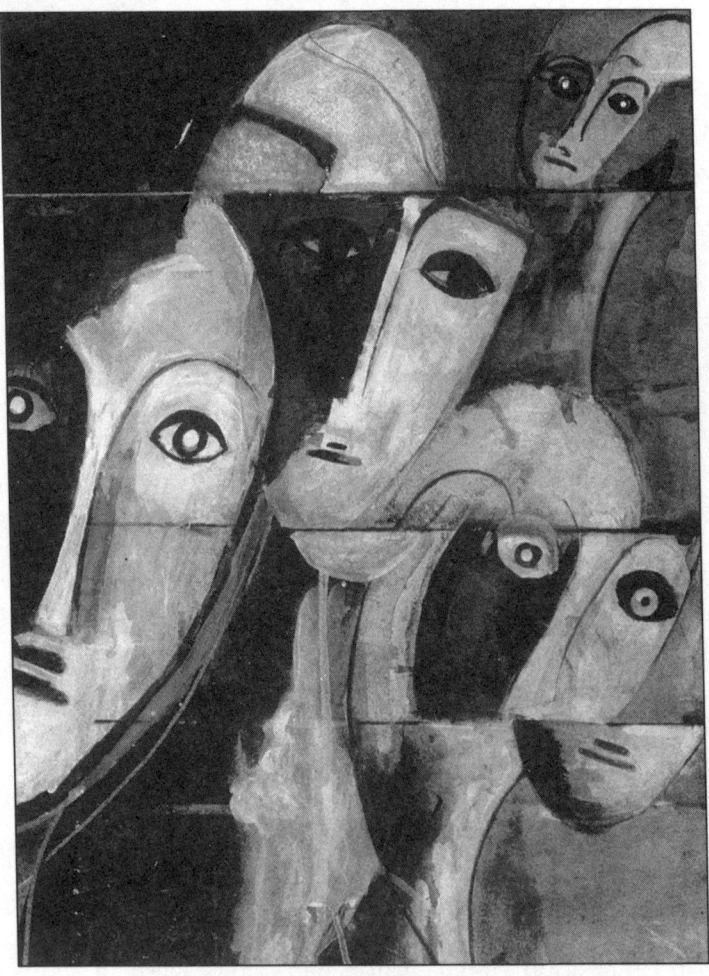

*Darstellung der Schizophrenie in einem Gemälde
von Louise Williams*

Frau andeutete, er gehe wohl etwas zu weit, wurde er wütend und drohte ihr, sie wegen einer anderen Frau zu verlassen … Er klagte, seine Frau sei ein langweiliger Kleingeist, und beschloß, eine Party zu geben, die rund um die Uhr dauern sollte. Dazu lud er fast jeden ein, der auf der Straße vorbeikam.«

Nicht alle Maniker erleiden mit unrealistischen Plänen Schiffbruch. Manche können ihre Energie in erhöhte Produktivität leiten oder wenigstens abwarten. Viele berühmte und kreative Menschen waren Maniker, zum Beispiel die Dichter Anne Sexton und Walt Whitman, die Autoren Ernest Hemingway und Edgar Allan Poe und Politiker wie Winston Churchill.

Die Depression

Schwere Depression ist eine der häufigsten Geisteskrankheiten. Irgendwann in ihrem Leben leiden etwa zwanzig Prozent der Frauen und zehn Prozent der Männer an einem Zustand, der schwerwiegend zu nennen ist. Früher hielt man die Depression für eine seelische Störung als Folge persönlicher Probleme. Heute gelten persönliche Probleme als Folge des verheerenden Einflusses der Depression auf die Stimmung und die Fähigkeit, zu arbeiten und mit anderen Menschen umzugehen.

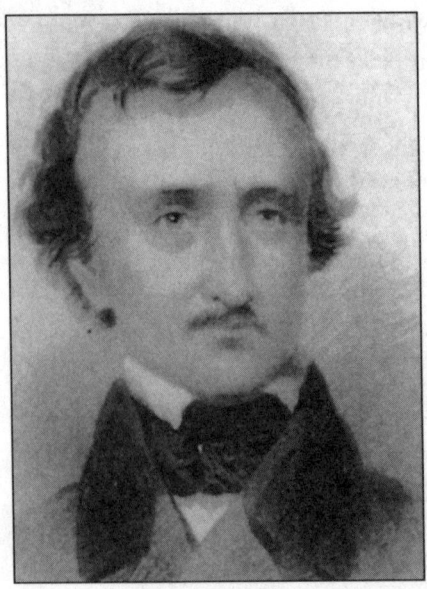

Der Maniker
Edgar Allan Poe

Wenn eine Depression nicht mit Medikamenten behandelt wird, kann sie sechs bis neun Monate dauern. Etwa die Hälfte der Betroffenen erkrankt kein zweites Mal; aber wer eine zweite Phase erlebt, muß meist auch drei oder mehr durchmachen. Manchmal bricht die Depression ohne erkennbaren Grund aus, oder sie wird durch äußere Einflüsse ausgelöst, zum Beispiel durch eine Krebsdiagnose, den Tod eines Angehörigen oder durch eine Verurteilung für ein kriminelles Delikt. Wie die bipolare Störung ist die Depression eine lebensbedrohende Krankheit. Fünfzehn Prozent der Kranken begehen Selbstmord; das sind fünfundzwanzigmal soviel wie in der Gesamtbevölkerung.

Depressive Menschen leiden oft an einer tiefen, lähmenden Traurigkeit, die sie nie verläßt – sie beginnt am Morgen und hält den ganzen Tag an; sie weckt den Kranken in der Nacht oder hält ihn bis zum Mittag im Bett fest. Depressionen können aber auch subtiler sein und die Lust am Leben rauben: Ein Fußballfan geht nicht zum Endspiel, das Interesse am Sex schwindet, ein Vater spielt nicht mehr mit den Kindern.

Ein Viertel der Depressiven hat auch Halluzinationen, ein Symptom, das man eher bei Schizophrenen vermutet. Sie hören Stimmen, sehen tote Verwandte oder Dämonen oder

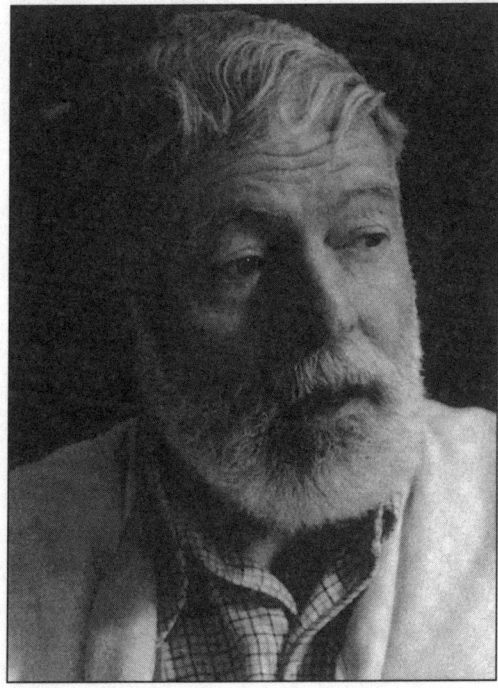

Eine bipolare Störung trieb Ernest Hemingway in den Selbstmord.

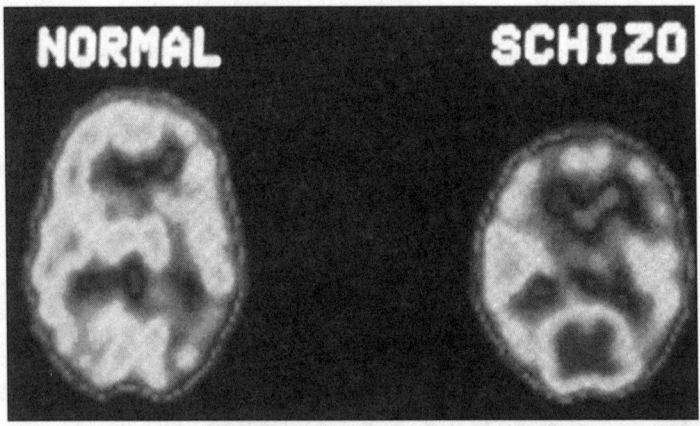

PET-Bilder eines normalen und eines abnormen Gehirns

nehmen einen fauligen Geruch wahr. Die »Stimmen« gleichen jedoch nicht den schizophrenen Halluzinationen, die sich vielleicht so anhören: »Der Geheimdienst steuert dein Gehirn mit einem Mikrochip!« Statt dessen spiegeln die Wahnvorstellungen des Depressiven seine gedrückte Stimmung wider: »Du bist gemein, ekelhaft und fett!«

Beide Krankheiten, schwere Depression und bipolare Störung scheinen in manchen Familien häufiger vorzukommen. Wenn beispielsweise ein eineiiger Zwilling depressiv ist, beträgt das Risiko, ebenfalls zu erkranken, für den anderen Zwilling 78 Prozent – es ist also höher als bei Schizophrenen. Trotz dieser Beobachtung und intensiver Bemühungen hat bisher niemand das Gen entdeckt, das für die Krankheit verantwortlich ist. Da eine genetische Erklärung noch fehlt, glauben einige Forscher, daß die Depression möglicherweise

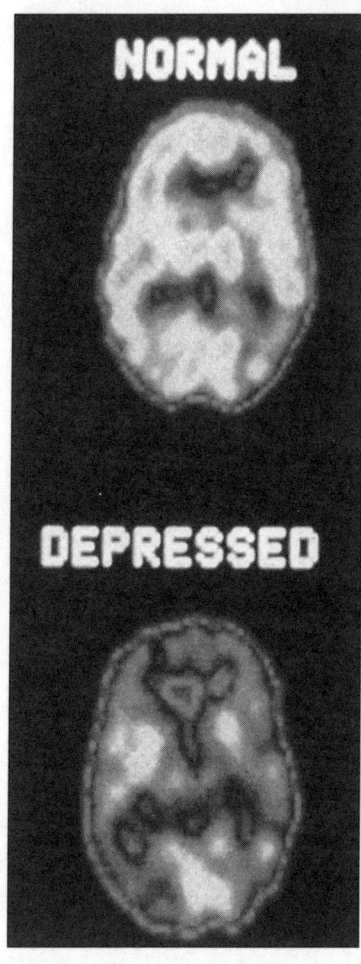

PET-Bilder eines normalen und eines depressiven Gehirns

äußere Ursachen hat: eine Infektion des Gehirns, eine Kopfverletzung oder einfach zuviel Streß.

Streß scheint tatsächlich eine große Rolle als auslösender Faktor bei Depressionen zu spielen. Studien zeigen, daß die Zahl der Erkrankungen im 20. Jahrhundert drastisch gestiegen ist, und zwar in der ganzen Welt. In Italien waren beispielsweise acht Prozent der zwischen 1905 und 1914 Geborenen im Alter von dreißig Jahren depressiv; bei denjenigen, die zwischen 1945 und 1955 geboren wurden, betrug die Quote schon achtzehn Prozent.

Wissenschaftler vermuten, daß die Zunahme der depressiven Erkrankungen eine Nebenwirkung unserer Lebensweise gegen Ende des 20. Jahrhunderts ist. Die Kernfamilien lösen sich auf; die meisten Menschen leben nicht mehr in der Nähe eines großen

Familienverbandes; Eltern haben weniger Zeit für ihre Kinder. All diese Belastungen machen uns anfälliger für Depressionen. Vielleicht muß zum Entstehen der Krankheit mehreres zusammenkommen, lösen also Streß und Anfälligkeit zusammen sie aus.

Obwohl wir wenig über den biochemischen Hintergrund dieser Störungen wissen, ist nicht zu bestreiten, daß Antidepressiva wirksam sind und daß die Psychotherapie, vor allem die kognitive Therapie (siehe Kapitel 7) – entweder allein oder in Verbindung mit Medikamenten – ebenfalls dazu beiträgt, Menschen aus diesem »Jammertal« herauszuholen, wie Churchill es ausdrückte.

Angst- und Zwangsneurosen

Bis jetzt haben wir über Störungen der Stimmung und des Denkens gesprochen. Das sind schlimme Krankheiten; aber Angstzustände begegnen den Psychiatern noch häufiger. Sie heißen posttraumatische Psychose, Panikanfälle und Zwangssyndrom, und bei allen spielt eine Angst mit, die mit der Wirklichkeit nichts zu tun hat. Es ist beispielsweise normal, wenn ein Soldat sich auf dem Schlachtfeld fürchtet; aber es ist abnorm, wenn er zehn Jahre später auf der Fahrt zum Einkaufen Panikattacken bekommt.

Phobien

Die häufigsten Angstzustände sind Phobien, zum Beispiel die Angst vor der Höhe (Akrophobie), vor engen Räumen (Klaustrophobie), vor Spinnen (Arachnophobie), vor dem Fliegen, vor dem Sprechen in der Öffentlichkeit und so weiter. Wir alle haben irgendwelche Abneigungen; doch sie verdienen die Bezeichnung »Phobie« erst, wenn die Angst uns so überwältigt, daß wir kein normales Leben mehr führen können. Etwa zehn Prozent der Bevölkerung haben eine spürbare Phobie; aber viele ängstliche Menschen kommen zurecht, wenn sie hohe Bauwerke, Flugzeuge usw. meiden. Das kann natürlich eine Belastung für den Beruf sein, und darum ist es besser, ernste Phobien zu behandeln.

Panikanfälle

Panikanfälle sind kurz, aber heftig. Sie kommen aus dem Nichts und ohne Vorwarnung. Es gibt keinen Zusammenhang mit Situationen, in denen Furcht zu erwarten wäre, und sie haben auch nichts mit Lampenfieber zu tun.

Der Anfall dauert nur 15 bis 30 Minuten; doch die Panik aktiviert das sympathische Nervensystem, das Hormone freisetzt. Die Folge sind Herzklopfen, Schwitzen und Zittern. Die

Symptome können so heftig sein, daß der Betroffene glaubt, sterben zu müssen, und den Notarzt ruft. Auch die Agoraphobie, die Angst vor weiten Plätzen, kann Panik auslösen. Nancy Andreasen beschreibt in ihrem Buch *The Broken Brain* einen 27jährigen Programmierer namens Greg. Als er eines Tages über die Brücke fuhr, die er auf dem Weg zur Arbeit jeden Tag überqueren mußte, sah er sich vor seinem geistigen Auge plötzlich in einen Unfall verwickelt. Er sah sein kleines Auto zerquetscht wie eine Bierdose und erlebte seinen langsamen, qualvollen Tod. Dann sah er sein Auto von der Brücke stürzen und sich selbst im Fluß ertrinken.

Während seines ersten Panikanfalls raste sein Herz, er atmete keuchend und mußte an den Straßenrand fahren, um sich wieder in die Gewalt zu bekommen. Diese Anfälle auf der Brücke stellten sich immer häufiger ein, und schließlich meldete Greg sich so oft krank (um die Brücke meiden zu können), daß sein Chef ihn zu einem Psychiater schickte. Inzwischen konnte er sein Haus kaum noch verlassen, weil er die Anfälle selbst auf der Fahrt zum Einkaufen bekam.

Menschen, die an diesen Panikanfällen leiden, haben offenbar eine ganz andere Neurochemie als Gesunde. Man kann beispielsweise bei Anfälligen Panik auslösen, indem man ihnen Natriumlactat injiziert oder sie Kohlendioxid einatmen läßt. Beide senken bei ihnen den pH-Wert des Blutes ebenso drastisch wie eine Hyperventilation (gesteigerte Atmung). Normale Menschen, aber auch Kranke, die ein Antidepressivum nehmen, reagieren auf diese Substanzen nicht empfindlich.

Das limbische System, das vermutlich eine große Rolle

beim Ausdrücken von Gefühlen spielt, ist anscheinend an der Auslösung von Panikanfällen beteiligt. Neurowissenschaftler glauben sogar den Hirnteil gefunden zu haben, der dafür verantwortlich ist: den rechten Gyrus parahippocampalis. Dieses Areal scheint sowohl bei Gesunden als auch bei Kranken das Panikzentrum des Gehirns zu sein. Forscher machten bei Menschen, die zu Panikanfällen neigen, PET-Aufnahmen vom Gehirn und stellten fest, daß dieses Gebiet des limbischen Systems ungewöhnlich gut durchblutet ist. Das bedeutet, daß es zuviel Sauerstoff beansprucht und viel mehr Zucker als normal. Der Gyrus parahippocampalis ist selbst dann überaktiv, wenn der Betroffene sich nicht in Panik befindet – es ist, als habe das Panikzentrum einen hochempfindlichen Auslöser. Medikamente gegen Angst helfen, dieses Panikzentrum zu beruhigen.

Zwangsvorstellung und Zwangsverhalten

Menschen mit Zwangsvorstellungen werden ständig von Gedanken verfolgt, die sie nicht »abschalten« können – eine unangenehmere Version der gängigen Melodie, die wir andauernd summen müssen. Zwangsvorstellungen sind aufdringliche, sinnlose Bilder, Ideen oder Impulse, bei denen es oft um Gewalt und Befleckung geht. Zwangshandlungen nennt man Handlungen, die der Betroffene als Reaktion auf Zwangsgedanken gegen seinen Willen ständig wie ein Ritual wiederholt. Das Problem für Menschen, die daran leiden, liegt darin, daß die Zwangshandlungen die Berufsausübung, Freundschaften und das Familienleben erheblich stören. Shakespeare beschrieb das Zwangsverhalten recht gut in seiner Lady Macbeth, die wegen ihrer Beteiligung an der Ermordung König Duncans von Angst gepeinigt wird. Sie ist von

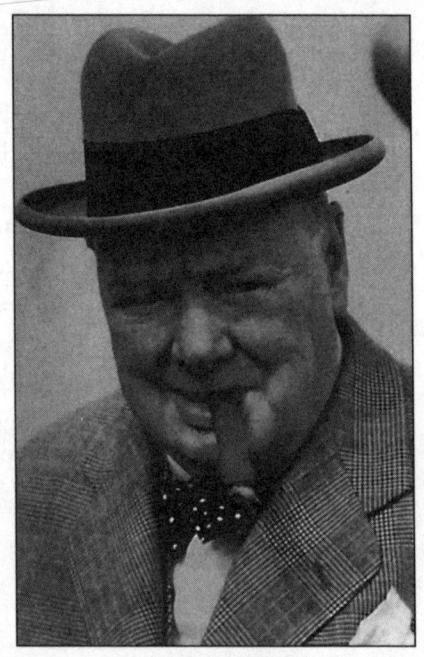

Winston Churchill

dem Gedanken besessen, daß ihre Hände immer noch mit dem Blut des Toten befleckt sind, obwohl sie es längst abgewaschen hat. »Oh, verfluchter Fleck!« schreit sie und reibt und schrubbt das nicht existierende Blut ab. Eine Gestalt im Stück sagt: »Es ist ihre Gewohnheit, so die Hände zu waschen. Ich beobachte sie seit einer Viertelstunde dabei.«

Eine andere Zwangserscheinung ist der Gedanke, jemanden mit dem Auto angefahren zu haben, obwohl in Wirklichkeit nichts geschehen ist. Als Reaktion darauf verspürt der Betroffene möglicherweise den unwiderstehlichen Drang, umzukehren und am »Schauplatz des Verbrechens« nach der »Leiche« zu suchen. Es kann sein, daß er diese Suche drei- oder viermal wiederholen muß, bis der Zwangsimpuls sich legt, und vielleicht verpaßt er dadurch ein Examen oder andere wichtige Termine.

Welche Ursache haben diese Zwangserscheinungen? Für Freud waren sie klassische Beispiele dafür, wie Schuldgefühle und Verdrängung das Unbewußte veranlassen, bizarre und unerklärliche Symptome hervorzurufen. Doch selbst Freud mußte einräumen, daß Zwangserscheinungen auf seine Psychoanalyse besonders schlecht ansprechen.

Es gibt einige wissenschaftliche Beweise dafür, daß Zwangserscheinungen und -verhalten auf einem Gendefekt beruhen. Nach einer Theorie sind sie eine Form des Tourette-Syndroms, an dem etwa ein Mensch von zweitausend leidet. Zu den Symptomen gehören »Tics«, die den Kranken zwingen, zu nicken, zu schlurfen, zu hüpfen, die Zunge herauszustrecken oder obszöne Worte zu murmeln und zu schreien. Oft sind auch bei Angehörigen des Betroffenen Zwangserscheinungen festzustellen, die vielleicht eine mildere Form des Syndroms darstellen. Die biologische Erklärung wird weiter durch die Tatsache gestützt, daß Zwangserscheinungen kaum auf eine Psychotherapie ansprechen, während man sie mit Antidepressiva wie Prozac und Fluvoxamin in den Griff bekommt. Offenbar sind Zwangsvorstellungen und Zwangshandlungen also neurochemische Hirnstörungen.

Die posttraumatische Psychose

Die posttraumatische Psychose (PTP) gilt als natürliche Reaktion auf ein unnatürliches Ereignis. Es gibt sie selbstverständlich schon lange; aber erst als sie bei Tausenden von Vietnamveteranen festgestellt wurde, nahm man sie allmählich ernst. Ein Kriegsveteran hat vielleicht einen Feind im Nahkampf getötet oder absichtlich Zivilisten umgebracht, oder er mußte mitansehen, wie ein Freund von einer Granate zerrissen wurde; ein Feuerwehrmann findet möglicherweise nicht alle eingesperrten Opfer eines Brandes; ein Sanitäter muß nach einem schrecklichen Verkehrsunfall helfen; eine Frau wird vergewaltigt und mißhandelt ... Das alles kann sich im Geist festsetzen und Symptome von PTP auslösen.

Der ehemalige Soldat schreckt vielleicht aus dem Schlaf hoch und sucht Deckung, oder er springt vom Fahrrad, wenn er in eine Gegend kommt, die ihn an den Krieg erinnert. Der Streß kann sich derart aufstauen, daß Angehörige oder Freunde zum Ziel heftiger Wutausbrüche werden oder der Betroffene sich in Drogen flüchtet.

Da die PTP eine so konkrete Angstpsychose ist und auf sehr reale Ursachen zurückgeht – im Gegensatz zu den Zwangserscheinungen mit ihrem rätselhaften und wohl biologischen Ursprung –, spricht sie oft gut auf Medikamente an, aber auch auf eine Therapie, die dem Kranken ein Ventil für seine aufgestaute Wut und Angst bietet. Einige Forscher sind darüber erstaunt, daß manche Menschen nie an PTP erkranken, obwohl sie im Krieg oder anderswo schwere Traumen erlitten haben. Sie besitzen offenbar eine robuste Persönlichkeit.

Persönlichkeitsstörungen

Jeder Mensch hat Persönlichkeitsmerkmale. Sie sind die Muster, von denen es abhängt, was wir von unserer Umwelt, von anderen Menschen und von uns selbst halten. Diese Züge werden zu Störungen, wenn sie starr sind und ernste gesellschaftliche oder persönliche Probleme auslösen. Wir alle sind gelegentlich mißtrauisch; aber wenn jemand immer mißtrauisch ist, leidet er an einer paranoiden Persönlichkeitsstörung. Bei der Hypersensitiven Persönlichkeitsstörung ist der Kranke nicht agoraphobisch als Folge von Panikanfällen, sondern weil er eine extrem geringe Selbstachtung hat und sich vor Ablehnung fürchtet.

Menschen mit einer dependenten Persönlichkeitsstörung besitzen ebenfalls ein geringes Selbstwertgefühl. Sie überlassen Entscheidungen anderen, weil sie sich davor fürchten. Eine Frau mit einer dependenten Persönlichkeit nimmt beispielsweise die Affären oder die Trunksucht ihres Mannes hin, weil sie Angst hat, er werde sie sonst verlassen. Beim Borderline-Syndrom, einer Mischung aus neurotischer und psychotischer Persönlichkeitsstörung, ist der Kranke instabil und unberechenbar – eine Woche lang ist er scheu und ruhig, in der nächsten zieht er von einer Party zur anderen, spielt, nimmt Drogen oder gibt zuviel Geld aus.

Menschen mit Persönlichkeitsstörungen können für Angehörige und Freunde eine große Belastung sein; doch meist schaden sie sich nur selbst. Bei der antisozialen Persönlichkeitsstörung ist das ganz anders. Wer daran leidet, kümmert sich nicht um die Gefühle und Rechte anderer und gilt möglicherweise als »verdreht« oder »verrückt«. Diese Krankheit kommt recht häufig vor; sie befällt etwa ein Prozent der Frauen und drei Prozent der Männer unter den Teens und Twens. Offenbar spielt sie auch eine Rolle beim Drogenmißbrauch und beim kriminellen oder sadistischen Verhalten. Nicht alle gewalttätigen Straftäter sind von dieser Störung betroffen; manche sind schlicht und einfach bösartig, andere wollen sich rächen, einige sind faul und wollen lieber rauben als arbeiten. Die Psychiater und der Rest der Gesellschaft wissen nicht genau, wie man Menschen mit antisozialer Persönlichkeitsstörung erkennt oder ob man es überhaupt versuchen soll. Manche sagen, diese Leute seien alle Kriminelle, nicht etwa »Opfer einer Störung«, und man müsse sie einsperren. Andere sind der Meinung, daß wir zwischen Geisteskranken und Kriminellen unterscheiden und erstere psychotherapeutisch behandeln müssen. Der Streit ist noch lange nicht beendet; aber die Öffentlichkeit neigt eindeutig dazu, Verbrecher hinter Schloß und Riegel zu bringen und auf die Psychotherapie zu verzichten.

Menschen mit einer antisozialen Persönlichkeitsstörung haben mit ihren kriminellen oder bösartigen Aktivitäten oft begonnen, ehe sie fünfzehn Jahre alt waren, und sie setzen sie als Erwachsene fort. Sie sind instabil und als Arbeiter, Freunde und Eltern verantwortungslos; ihre Rücksichtslosigkeit und Aggressivität schlägt oft in Gewalt um, und sie lügen beständig.

Wodurch kommen solche Persönlichkeitsstörungen zustande? Die Schule der behavioristischen Psychologie vertritt die Auffassung, daß ihre Wurzeln in traumatischen Kindheitserlebnissen zu suchen sind. Im Falle von antisozialem Verhalten

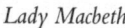

Lady Macbeth

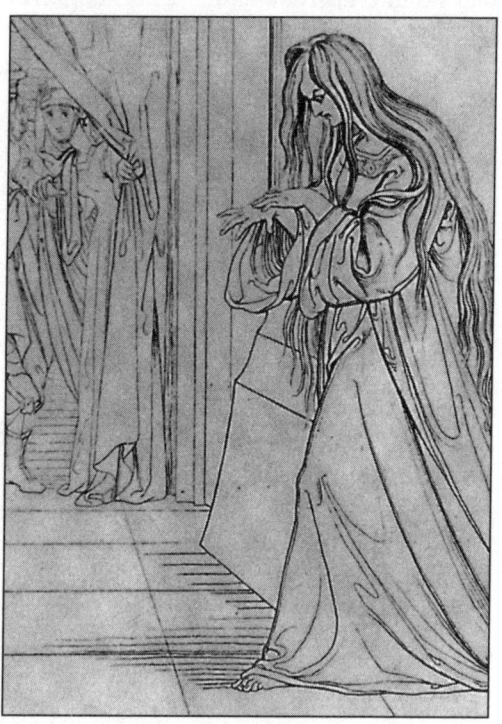

mag das Ereignis ein sexueller oder körperlicher Mißbrauch gewesen sein, oder starke Elternfiguren mögen dem Kind gefehlt haben, als es in eine gewaltsame Szene mit Drogenproblemen entglitt. Das Problem ist, daß sich Individualtherapie bis jetzt in solchen Fällen nicht als wirklich effizient erwiesen hat. Was dagegen zu wirken scheint, ist eine frühzeitige, aggressive Intervention, durch die beide, Eltern und Kinder, zu einer Familientherapie verpflichtet werden. Sie hat das Ziel, den Eltern beizubringen, wie Kinder beser überwacht werden und daß sie ihre korrigierenden Erziehungsmaßnahmen dauerhaft anwenden müssen.

Manche Wissenschaftler sind davon überzeugt, daß das antisoziale und gewalttätige Verhalten vielfach von den Genen verursacht wird und daß wir bald mit Tests feststellen können, wer zu Gewaltkriminalität neigt. »Dank der zu erwartenden Fortschritte werden wir viele Menschen herausfiltern können, die biologisch für Gewalt anfällig sind«, behauptet Stuart Yudofsky, der Vorsitzende des Fachbereichs Psychiatrie am Baylor-College für Medizin in Houston. Er meint, Amerika solle sein auf Strafe gründendes Justizsystem durch ein medizinisches Modell ersetzen, das antisozialen Ausbrüchen durch Diagnose und Therapie vorbeugt.

Untersuchungen mit Scannern belegen, daß das Gehirn von Gewaltverbrechern in den Stirnlappen häufig weniger aktiv ist als das Gehirn von friedfertigen Menschen. Eine Studie über Mörder zeigte, daß 75 Prozent von ihnen eine geringe Stoffwechselaktivität in den Stirnlappen aufwiesen, also dort, wo vermutlich die Aggressivität gesteuert wird. Aus anderen Studien wissen wir, daß ein niedriger Serotoninspiegel mit impulsivem und aggressivem Verhalten zusammenhängt. Einige Forscher zweifeln jedoch daran, daß wir die Kriminalität beseitigen können, wenn wir jedem Kind, das zu Gewalt neigt, Antidepressiva geben. Sie halten Aggressivität und Gewalt für normale Reaktionen auf eine bedrohliche Welt und schlagen vor, lieber die Welt zu ändern, als allen ihren Bewohnern Medikamente zu geben.

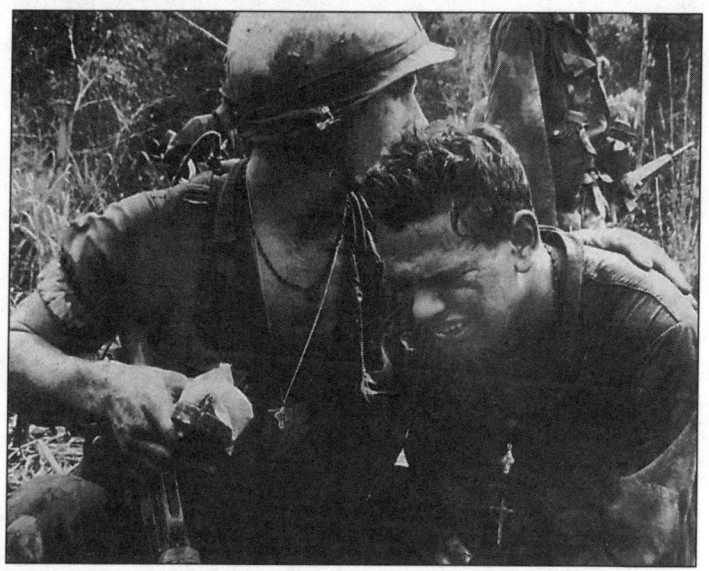

Der Krieg läßt seelische Traumen zurück.

Die Störung mit Aufmerksamkeitsdefizit

In jeder Grundschule scheint es einige Kinder zu geben, die einfach nicht stillsitzen, ihre Arbeit beenden oder sich länger als ein paar Minuten konzentrieren können. Sie unterbrechen andere, fangen an zu spielen und sind frustriert, wenn sie warten müssen. In solchen Fällen lautet die Diagnose oft »Störung mit Aufmerksamkeitsdefizit und Hyperaktivität« (SAH). Dies ist der häufigste Grund, warum Kinder zum Therapeuten

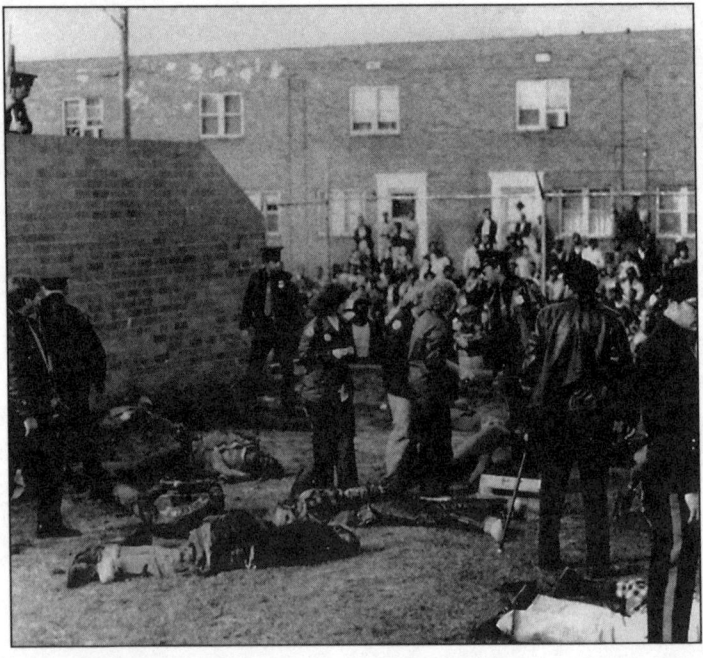

Die Folgen der Gewalttätigkeit: eine Schießerei zwischen Rockern

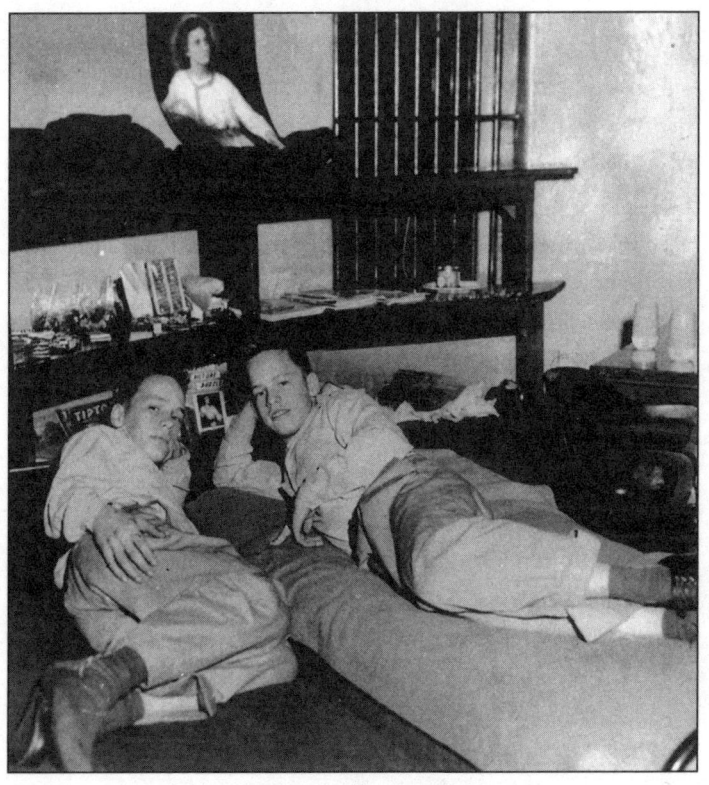

Die eineiigen Zwillinge Joseph und Tommy Williams,
die Mörder von David Powell

gebracht werden. Angeblich sollen zwei bis fünf Prozent der Schulkinder an der SAH leiden; aber manche Psychologen meinen, daß oft »schwierige« Kinder mit dieser Diagnose abgestempelt werden.

Scannerbilder zeigen, daß bei Menschen mit SAH jene

Kreativität und Geisteskrankheit

»Warum sind alle Männer, die sich in der Philosophie, in der Dichtung oder in den Künsten auszeichnen, melancholisch?« fragte Aristoteles im 4. Jahrhundert v. Chr. Neue Studien, die einen Zusammenhang zwischen Genie und Irrsinn herstellen, können die Antwort geben. Psychiater haben festgestellt, daß berühmte Künstler zehn- bis dreißigmal häufiger an Depressionen und bipolaren Störungen leiden als die übrige Bevölkerung. Eine Studie belegt, daß 60 Prozent der Schauspieler und 41 Prozent der Romanschriftsteller Alkoholiker sind. Bei Offizieren, die häufig als Trinker dargestellt werden, beträgt die Quote nur zehn Prozent, bei Wissenschaftlern – z. B. Ingenieuren und Astrophysikern – drei Prozent.

Die Höhen und Tiefen der Depression und der bipolaren Störung scheinen den Menschen eine größere Vielfalt von Gefühlen aufzuzwingen, meint Ruth Richards, eine Psychiaterin und Autorin des Buches *Creativity and the Healthy Mind*. Einige ihrer Kollegen meinen, daß die Energieausbrüche, die ein Maniker erlebt, den Geist mit Ideen überfluten, die er später prüfen und an depressiven oder normalen Tagen sinnvoll nutzen kann.

Für den Komponisten Robert Schumann waren die manischen Anfälle nicht unbedingt störend; doch seine Depressionen erwiesen sich als tödlich. Schumann erlebte anscheinend längere Phasen der Hypomanie, einer weniger extremen Form der Manie, die wir von der bipolaren Störung her kennen. Hypomanie scheint die Kreativität zu fördern, schreibt die Psychiaterin Kay

Redfield Jamison in *Touched with Fire: Manic-Depressive Illness and the Artistic Temperament.*

Schumann komponierte 1840 insgesamt 24 Musikstücke, ebenso viele wie in den acht Jahren davor. Nach Kay Jamison verdankte er dies dem Umstand, daß er das ganze Jahr über hypomanisch gewesen sei. In den folgenden Jahren ließ seine Produktivität drastisch nach, und 1844 komponierte er nichts mehr und unternahm einen Selbstmordversuch. Allmählich erholte Schumann sich wieder, und 1849, in einem weiteren hypomanischen Jahr, schuf er 27 Werke. Dann fiel er offensichtlich in die Depression zurück, komponierte 1854 nicht mehr und versuchte erneut, sich das Leben zu nehmen. 1856 hungerte er sich in einem Irrenhaus zu Tode.

Psychiater mit ihrem Arsenal von wirksamen Medikamenten befinden sich in einer Zwickmühle, wenn sie es mit künstlerisch Begabten zu tun haben. Die Krankheit nicht zu behandeln, kann zum Selbstmord führen; aber nach einer Behandlung ist die Kreativität oft versiegt. Kay Jamison warnt jedoch: »Wenn die manisch-depressive Krankheit nicht behandelt wird, verschlimmert sie sich häufig mit der Zeit – und niemand ist kreativ, wenn er schwer depressiv, psychotisch oder tot ist. Die manischen und depressiven Phasen werden immer häufiger und schwerer.«

Sie hofft, daß es bald neue Medikamente geben wird, mit denen man bipolare Störungen in den Griff bekommen kann, ohne die Kreativität zu beeinträchtigen.

Gehirnbereiche, die mit der Konzentration zu tun haben, abnorm schwach durchblutet sind. Darum gibt man hyperaktiven Kindern Stimulantien wie Ritalin (mit dem Wirkstoff Methylphenidat) anstelle von Tranquilizern. Stellen Sie sich das Aufmerksamkeitszentrum als Ruder des Geistes vor. Ein Schiff mit gebrochenem Ruder ist ein Spielball des Sturmes. Wenn Sie es wieder steuern wollen, müssen Sie das Ruder reparieren, nicht die Segel reffen. Ritalin repariert das Ruder des Gehirns, indem es die Strukturen stimuliert, die für die Aufmerksamkeit zuständig sind; dann kann die natürliche Begabung des Kindes sich entfalten.

Psychotherapie kann Kindern und sogar Erwachsenen mit SAH ebenfalls nützen. Sie hilft ihnen, sich selbst trotz der Störung zu mögen und zu akzeptieren, und sie kann ihnen auch helfen, die Angst und die Depression zu überwinden, die ein negatives Selbstbild begleiten. In der Therapie sprechen die Kranken über die Gedanken und Gefühle, die sie verstören, und lernen, destruktives Verhalten zu erkennen und zu ändern.

7

Psychotherapien

Keine Erörterung der Psychopharmaka ist vollständig ohne einen Blick auf die Psychotherapie. Die heutige Psychotherapie unterscheidet sich sehr von der Psychoanalyse, die Freud begründete und bei der fast tägliche Sitzungen über Monate und manchmal über Jahre hinweg keine Seltenheit waren. Diese Wurzel hat viele Äste getrieben, und in den sechziger und siebziger Jahren unseres Jahrhunderts entstanden zahlreiche neue Therapien, die Leidenden ein glücklicheres und erfüllteres Leben schenken wollten. Heute gibt es etwa 400 verschiedene Arten der Psychotherapie in Amerika. Viele sind nicht geprüft und von zweifelhaftem Wert; dennoch gedeihen sie, weil andere, meist eine Versicherung, die Rechnung bezahlen.

Heute versuchen Arbeitgeber, Versicherungen und die Regierung jedoch, die Kostenexplosion im Gesundheitswesen einzudämmen, und sie verlangen, daß ihr Geld möglichst sinnvoll angelegt wird. Ihnen liegt nichts daran, daß Patienten glücklich werden und wieder ein erfülltes Leben führen können, sondern es genügt, wenn Kranke imstande sind, an den Arbeitsplatz zurückzukehren. Infolgedessen ist heute die kurze Psychotherapie, oft in Verbindung mit Medikamenten, die bevorzugte Behandlung. Nicholas Cummings, ein bekannter

Psychotherapeut, hat sogar eine neue Richtlinie für seinen Beruf vorgeschlagen:»Der Patient hat das Recht, in möglichst kurzer Zeit und mit den geringsten Eingriffen von Schmerzen, Angst und Depressionen befreit zu werden.« Cummings meint, Psychotherapeuten seien verpflichtet, ihre Fertigkeiten so zu vervollkommnen, daß sie diesem Anspruch gerecht werden.

Psychoanalyse und psychodynamische Therapie

Für Freud war das Gehirn ein kompliziertes Organ, das wir niemals verstehen können. Seiner Meinung nach mußte man den Geist, nicht das Gehirn behandeln. Nach Freud sind Angst und der Streit des Ichs (des Bewußtseins) mit dem Es (dem Unbewußten) die Ursache der Neurosen. Das Es ist der Bereich der primitiven Instinkte und Begierden (siehe dazu Kapitel 8). Bei der klassischen Freudschen Psychoanalyse liegt der Patient auf einer Couch, ohne den Therapeuten zu sehen, und berichtet spontan über seine Gedanken und Gefühle. Diesen Vorgang nennt man freie Assoziation. Therapeut und Patient untersuchen die Flut von Gedanken sorgfältig und verschaffen sich so ein Bild vom Ursprung der Angst und der Neurose. Oft ist dieser Ursprung in Kindheitstraumen zu finden.

Heute ist die Psychoanalyse, wie Freud sie praktizierte, fast völlig verschwunden. Gewiß, ein Patient kann sich mit ihrer

Hilfe seiner Probleme bewußt werden; aber in der Regel muß er ziemlich intelligent und aggressiv sein und reichlich Geld und Zeit haben, um die Prozedur durchzustehen. Was Freud begründete und andere Psychologen später abwandelten, wird heute psychodynamische Therapie genannt. Diese Art der Gesprächstherapie dringt immer noch zu den seelischen Traumen der Kindheit vor. Der Hauptunterschied besteht darin, daß der Therapeut kein passiver Beobachter mehr ist, sondern aktiv dazu beiträgt, die Ursache des Konflikts zwischen Ich und Es aufzuspüren. Doch selbst dieser Ansatz ist umstritten und scheint allmählich in Vergessenheit zu geraten. Es ist schwer zu beweisen, daß diese Therapie den Kranken wirklich hilft – möglicherweise verschwand die Neurose auch von

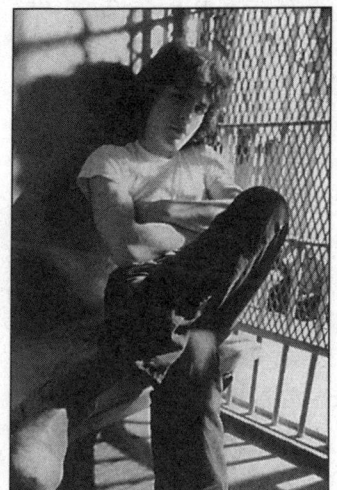

selbst. Sogar die Anhänger der psychodynamischen Therapie räumen ein, daß sie teuer und aufwendig ist; aber sie behaupten, daß sie wirkt.

Bei Psychosen wie Schizophrenie oder bei Menschen mit antisozialen oder psychopathischen Neigungen ist die psychodynamische Therapie nicht angezeigt. Sie ist für Patienten geeignet, denen der Umgang mit anderen schwerfällt. Mit anderen Worten, sie ist gut bei Neurosen und Angstzuständen.

Manchen Kriminellen kann die Psychotherapie helfen.

Kognitive Verhaltenstherapie

Die kognitive Therapie versucht nicht, die Ursache eines bestimmten Verhaltens zu ergründen. Im Grunde verbindet sie zwei verschiedene Methoden, und bei manchen Störungen ist sie eine der wirksamsten Arten der Psychotherapie, die es heute gibt. Die kognitive Komponente bemüht sich, Gedankenmuster zu verändern oder zu beseitigen, die zum Problem des Patienten – zum Beispiel Drogenmißbrauch oder Panikanfälle – beitragen. Dieser Therapie liegt die Annahme zugrunde, daß das Verhalten von der Einstellung der Menschen zu sich selbst und zu ihrer Umwelt bestimmt wird. Solange beispielsweise eine Schülerin glaubt, sie sei schwach in Mathematik, wird sie in diesem Fach weiterhin schlechte Leistungen erbringen. Ein Therapeut würde daran arbeiten, dieses destruktive Gedankenmuster zu ändern.

Der Verhaltensaspekt befaßt sich unmittelbar mit dem störenden Verhalten; er versucht nicht, tieferliegende Ursachen dafür zu finden. Anstatt sich auf die Gefühle zu konzentrieren, kümmert die Verhaltenstherapie sich nur um das Verhalten selbst und verwendet beispielsweise Entspannungstechniken, um Panikanfälle zu lindern, und Desensibilisierung, um einen Phobiker langsam von seiner Angst zu befreien.

Um zum Beispiel Panikanfälle zu behandeln, trifft ein Therapeut sich vielleicht zwei- oder dreimal in der Woche mit einem Patienten und sucht nach den Gedanken und Gefühlen, die mit den Anfällen verbunden sind; denn er geht davon aus, daß bei dem Kranken das Denken gestört ist, und er möchte ihm beibringen, gefährliche Gedanken und Gefühle rechtzeitig zu erkennen und Gedanken wie »Ich fühle mich schrecklich – gleich kommt ein Panikanfall« durch beruhigende Gedanken zu ersetzen, zum Beispiel: »Oh, das ist nur eines dieser Symptome, das geht vorbei«.

Die kognitive Therapie scheint bei vielen Menschen mit leichten oder gemäßigten Depressionen Wunder zu wirken. Ihr Ziel ist es, dem negativen Selbstbild entgegenzuwirken, das depressive Menschen haben. Bei Patienten, die es schaffen, sich auf die Therapie zu konzentrieren, ist diese offenbar ebenso wirksam wie Antidepressiva. Auch bei Kokainmißbrauch ist die kognitive Therapie oft hilfreich. In diesem Fall legt der Therapeut Wert darauf, dem Patienten die schlimmen Folgen

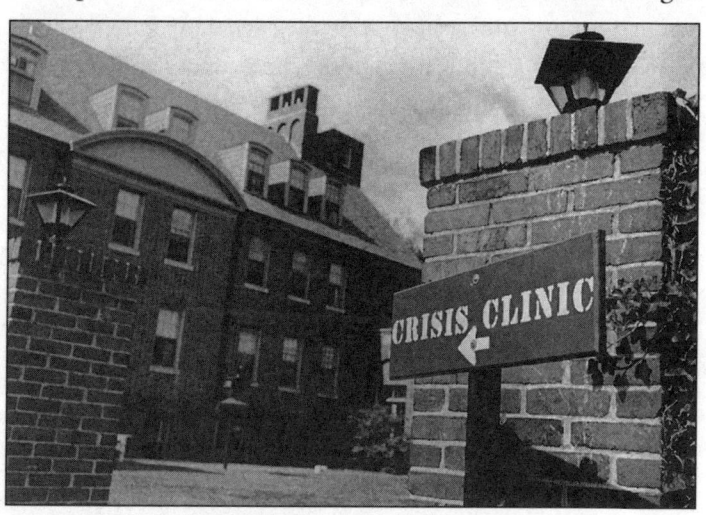

Eine städtische Klinik für Psychotherapie

klarzumachen, die sein Drogenkonsum haben wird, und er überlegt mit ihm, wie er seine Sucht durch Verhaltensänderungen überwinden kann. Manchmal wird gleichzeitig das Antidepressivum Desipramin verabreicht, das angeblich das Verlangen nach Kokain dämpft.

Die meisten Drogenabhängigen fallen allerdings in die alte Gewohnheit zurück. Am erfolgreichsten sind anscheinend jene Therapieprogramme, die die härtesten Methoden anwenden. In Singapur ist beispielsweise die Anwendung von Gesetzen sehr strikt. Die Behandlungszentren gleichen Rekrutenschulen. In einer Art Abwandlung der kognitiven Verhaltenstherapie führt man den Süchtigen vor Augen, was sie zu erwarten haben, wenn sie weiter Drogen nehmen. Wer das Zentrum verlassen hat, muß sich einmal in der Woche einem Urintest unterziehen, der illegalen Drogenmißbrauch enthüllt. Ist der Test positiv, geht es schnurstracks zurück in die »Kaserne«. Trotz dieses harschen Verfahrens beträgt die langfristige Erfolgsquote nur fünfzig Prozent; aber das ist die beste Quote der Welt.

In den USA wird die kognitive Therapie bei drogensüchtigen Gefangenen angewandt. Die Ergebnisse sind gut, aber nicht überwältigend: Nach einer Studie aus dem Jahr 1993 befanden sich etwa 37 Prozent der Teilnehmer an der Therapie innerhalb von fünf Jahren wieder im Gefängnis. Immerhin änderte die Therapie das Leben einiger Menschen.

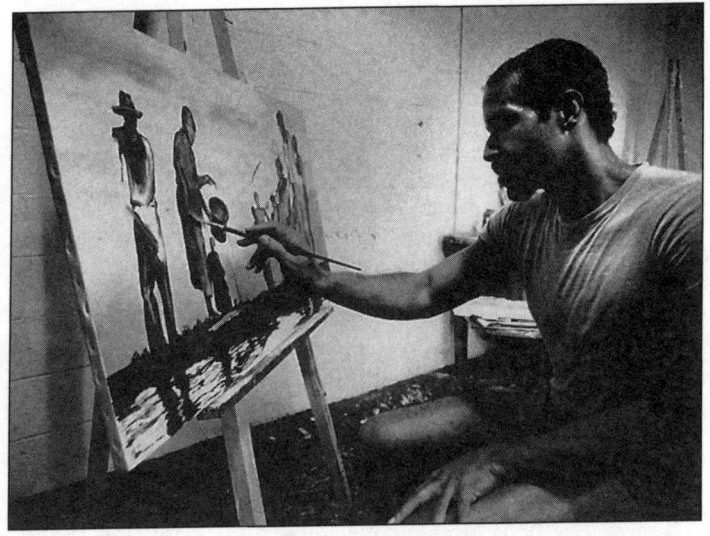

Kunst als Therapie

Unterstützende Therapie

Trotz aller Medikamente sind Schizophrenie und andere Geisteskrankheiten eine große Belastung, und viele Kranke brauchen eine unterstützende Psychotherapie. Sie bietet ihnen die gleiche Beratung an, die bei anderen ernsten Krankheiten hilfreich ist, etwa bei der Multiplen Sklerose, schwerem Diabetes oder Krebs. Die unterstützende Therapie befaßt sich mit dem Hier und Jetzt, nicht mit der Vergangenheit. Der Therapeut gibt praktische Ratschläge, ermutigt und hilft, negatives Denken zu überwinden. Glaubt der Patient zum Beispiel, die CIA habe ihm einen Chip ins Gehirn gepflanzt und beeinflusse ihn damit, äußert der Therapeut Verständnis für diesen quälenden Gedanken, weist aber nachdrücklich darauf hin, daß er falsch ist. Er zeigt dem Kranken, wie er belastende Umstände vermeiden kann, die psychotische Anfälle auslösen und den Patienten wieder zurück ins Krankenhaus schicken.

Zu viele Medikamente?

Die Psychotherapie kann Menschen mit seelischen Störungen helfen; aber eine lange Therapie, die den Ursprung der Probleme aufdecken möchte, ist teuer. Darum zwingen die Versicherungen die Therapeuten zu einer möglichst kurzen Behandlung. Da heute überall gespart werden muß, befindet die Psychotherapie sich im Abwind, und die biologische Psychiatrie, die Gehirnstörungen als Ursache fast aller Geisteskrankheiten ansieht, ist der aufgehende Stern. Manche Psychiater warnen jedoch davor, in den Psychopharmaka Allheilmittel zu sehen. Sie halten den Niedergang der Gesprächstherapie für ein Unglück und glauben, daß Medikamente möglicherweise ebenso viele Geisteskrankheiten hervorrufen, wie sie heilen.

Der elektronische Therapeut

Das Zeitalter der Computer-Psychotherapie ist gekommen – sehr zum Mißfallen mancher Psychiater. Viele Firmen sind heute der Meinung, daß sie sich keine langwierigen Therapien mehr leisten können, wenn ein Arbeitnehmer zwar Angst hat, aber sonst anscheinend in Ordnung ist. Darum haben sie sich für eine kostengünstige Behandlungsmethode entschieden, die der Psychiater Roger Gould entwickelt hat. Er meint, in der traditionellen Therapiesitzung könne ein Patient zwar sein Herz ausschütten und dabei ein gutes Gefühl haben, aber dies trage nicht zum Erfolg der Therapie bei. Wenn der Kranke mit einem Computer arbeite, bevor er einen Therapeuten aufsuche, könne er Probleme identifizieren, auf die der Fachmann sich anschließend konzentriere. Das Programm stellt Fragen wie »In welchem Lebensbereich ist Ihre Belastung am größten?«; als Antwort kommen Drogenmißbrauch des Kindes, Untreue des Ehepartners, Weinkrämpfe oder Streit mit dem Chef in Betracht.

Gould ist der Ansicht, ein Patient sei in einem Gespräch mit dem Computer eher bereit, über Inzest, sexuellen Mißbrauch oder peinliche Ereignisse zu reden, weil er keinem Menschen gegenübersitze. Er brauche sich nicht zu schämen, sondern drücke nur Tasten. Die gleichen Informationen müsse ein Therapeut dem Patienten in vielen Sitzungen aus der Nase ziehen. Der Computer sei daher ein wertvoller und preisgünstiger Assistent des Therapeuten.

8
Geisteskrankheiten in der
heutigen Zeit

Die Geschichte des Geistes beginnt mit der Seele und mit
Geistern. Alle primitiven Völker glaubten an Menschen, die
über mystische Fähigkeiten verfügten – sie konnten den Aus-
gang eines Krieges vorhersehen, Regen oder Sonnenschein
herbeizaubern und Krankheiten heilen. Heute nennen wir
diese Menschen Hexen, Magier, Priester oder Schamanen. In
jeder Kultur – bei Arabern, Chinesen, Hebräern, Hindus und
Griechen – hielt sich der Glaube, daß Verrückte von Dämonen
oder bösen Geistern besessen seien. Die alten Babylonier
schufen eine üppige spirituelle Welt, in der ganze Horden von
Dämonen hausten und gegen die guten Götter und Geister
Krieg führten. Jeder Arzt hatte seinen persönlichen Gott, aber
die oberste Gottheit war Ninurta, die der Heilkunst. Der Priester hatte die Aufgabe, die Krankheit festzustellen und dann
die für diese spezielle Krankheit zuständige Gottheit anzu-
flehen.

Die alten Ägypter wußten sehr wenig über die Funktion
der Nerven, Muskeln oder Blutgefäße. Sie glaubten, die Körperteile seien ein Mikrokosmos der äußeren Welt. Knochen
und Fleisch waren die Erde, das Herz war das Feuer, der Atem
der Wind und die Körperflüssigkeiten waren das Wasser, das

Ebbe und Flut zeigte wie der Nil. Dennoch ahnten sie einen Teil der Wahrheit über eine seelische Störung, die die Griechen später Hysterie nannten. Die Ägypter und später die Griechen hielten die Hysterie nicht für Besessenheit, sondern für eine körperliche Krankheit. Das war gewiß ein Schritt vorwärts. Allerdings waren sie sich nicht ganz einig darüber, welches Organ betroffen war und hielten eine »wandernde Gebärmutter« – deren griechische Bezeichnung der Hysterie den Namen lieferte – für die Ursache der Krankheit. An dieser Wanderung, so glaubte man, sei die Ehelosigkeit oder ein unbefriedigendes Sexualleben der Frau schuld.

Ansonsten waren die alten Griechen jedoch davon überzeugt, daß Verrückte die Götter beleidigt hätten, und von deren Schicksal berichten die Sagen und Dramen dieses Volkes. Rachsüchtige Götter veranlaßten zum Beispiel Odysseus, Sand statt Felder zu pflügen. Ajax, der gegen seine Feinde kämpfen wollte, tötete statt dessen Schafe, weil die Göttin Athene seinen Geist verwirrt hatte. Für die alten Griechen waren diese Männer nicht schizophren, manisch oder depressiv, sondern Opfer der Götter.

Damals waren griechische Krankenhäuser in Wirklichkeit Tempel, die dem Gott Äskulap geweiht waren. Im alten Griechenland standen Hunderte dieser Tempel, und zwar – wie die heutigen Fünf-Sterne-Hotels – an den schönsten und inspirierendsten Orten. Sie besaßen Gärten, Bäder, Wiesen und Hügel. Die Patienten wurden in der persönlichen Hygiene und richtigen Ernährung unterwiesen; aber am wichtigsten war der Tempelschlaf. Während dieses Schlafs, der bisweilen

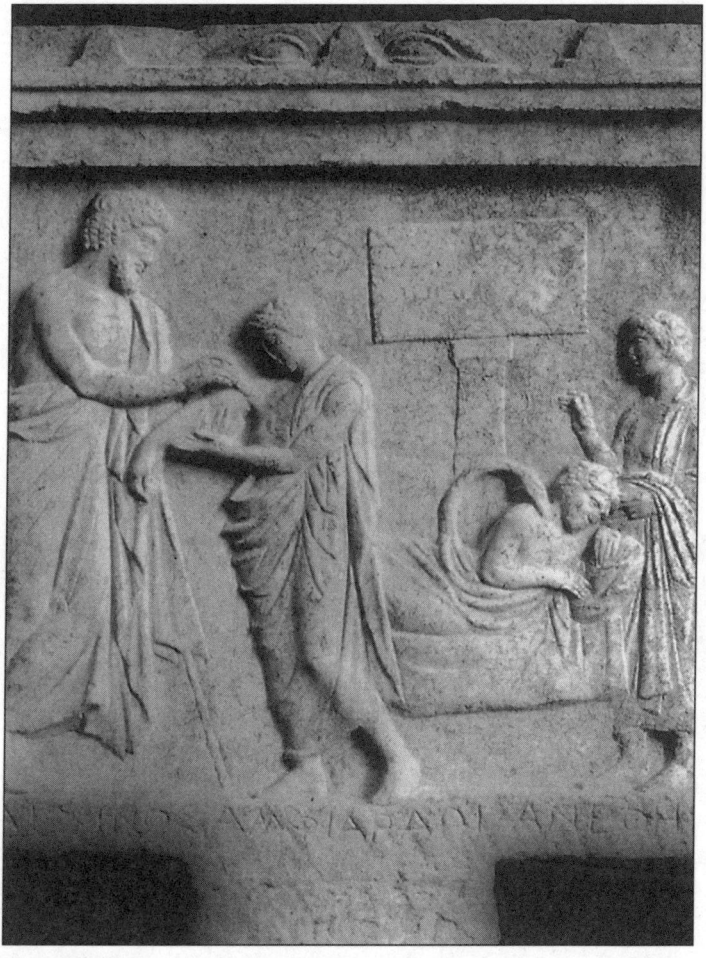

Äskulap heilt Kranke.

vielleicht medikamentös herbeigeführt wurde, sollte der Kranke vom Gott Äskulap träumen und erfahren, wie er gesund werden konnte. Wenn sich keine Träume einstellten, was oft vorkam, zogen die Priester Kostüme an, verkörperten den Gott und erklärten dem Kranken selbst, was er ihrer Meinung nach zu tun hatte. Diese magische Vorstellung von der Heilung hielt sich bis zur griechischen Aufklärung, als einige der einflußreichsten Philosophen und Wissenschaftler der Welt lebten. Aber ein Überrest des einst mächtigen Äskulapkultes ist bis heute erhalten geblieben: Sein Symbol war der Caduceus, ein von zwei Schlangen umwundener Stab, der immer noch Sinnbild der Heilberufe ist.

Hippokrates weist der westlichen Medizin eine neue Richtung

Die Psychiatrie hat Hippokrates, der den Körper und vor allem das Gehirn als Sitz des Geistes in den Mittelpunkt stellte, viel zu verdanken. Er schrieb: »Die Menschen sollten wissen, daß unsere Lust, unsere Freude, unser Lachen und unser Spaß, aber auch unsere Sorgen und Schmerzen, unser Kummer und unsere Tränen allein aus dem Gehirn kommen ... Ich versichere, daß das Gehirn der Dolmetscher des Bewußtseins ist.«

Hippokrates wußte allerdings nicht, wie man Geisteskrankheiten heilt. Zwar lehnte er Besessenheit als Erklärung für Verrücktheit ebenso ab wie Magie als Heilmittel; aber es sollte noch zweitausend Jahre dauern, bis Chemie, Biochemie und Biologie große Fortschritte machten und all die neuen Geräte zur präzisen Messung von Gehirnströmen erfunden wurden. Hippokrates konnte keine Neuronen sehen und die Menge der Neurotransmitter im Gehirn nicht messen. Statt dessen stellte er eine Theorie der »Säfte« auf. Dabei handelte es sich um Elemente der Lebenskraft, die bei Unausgewogenheit seelische Störungen und andere Krankheiten hervorriefen. Die Behandlung bestand damals aus Kräutern, Aderlässen und Abführmitteln und war nicht sonderlich erfolgreich.

Moderne Ansichten über Geisteskrankheiten

Grobe, aber wirksame Laborversuche im vorigen Jahrhundert bewiesen, daß das Gehirn das Zentrum des Denkens und der Bewegung ist. Manche Neurowissenschaftler entfernten Teile des Gehirns von Tieren, um zu zeigen, daß dieses Organ Bewegungen steuert. 1864 verabreichten sie Soldaten, die im preußisch-dänischen Krieg verwundet worden waren, Stromstöße ins Gehirn, und Ärzte stellten fest, daß die rechte Seite des Verwundeten zuckte, wenn sie die linke Hirnhälfte stimulierten.

Bereits Ende des 18. Jahrhunderts lernten Wissenschaftler, Gehirnzellen zu färben und unter dem Mikroskop zu studieren. Man wußte, daß das Gehirn der Sitz des normalen und des abnormen Denkens ist und daß es aus Milliarden von Neuronen besteht, die miteinander verbunden sind. Das genügte jedoch nicht, um die Biologie der Geisteskrankheiten zu verstehen, so wie das Wissen um die Existenz von Bakterien nicht ausreichte, um Antibiotika herzustellen. Das Mikroskop wurde bereits 1674 erfunden; doch erst Mitte des vorigen Jahrhunderts akzeptierten die Ärzte allmählich, daß Bakterien Krankheiten hervorrufen können, und erst 1888 wurde das erste Antibiotikum entwickelt.

Die Ära der Wunderdrogen begann, als Anfang der vierziger Jahre unseres Jahrhunderts das Penicillin zugelassen wurde; aber diese Revolution erfaßte erst Ende der fünfziger Jahre die Psy-

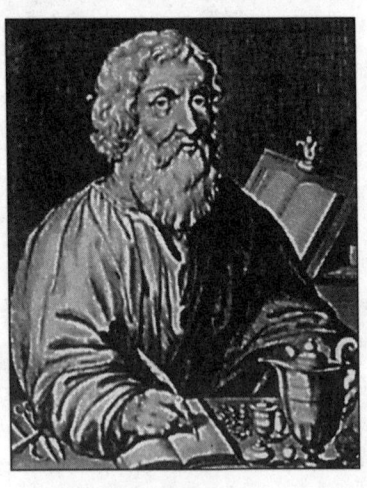

Hippokrates

chiatrie. Damals wurden die ersten Medikamente gegen Schizophrenie entwickelt. Schon zu Anfang unseres Jahrhunderts hatte ein Kampf begonnen, der heute noch andauert. Diesmal kämpften jedoch nicht Wissenschaftler gegen Priester, sondern auf der einen Seite standen jene, die wie Sigmund Freud glaubten, der Geist wohne zwar im Gehirn, doch Per-

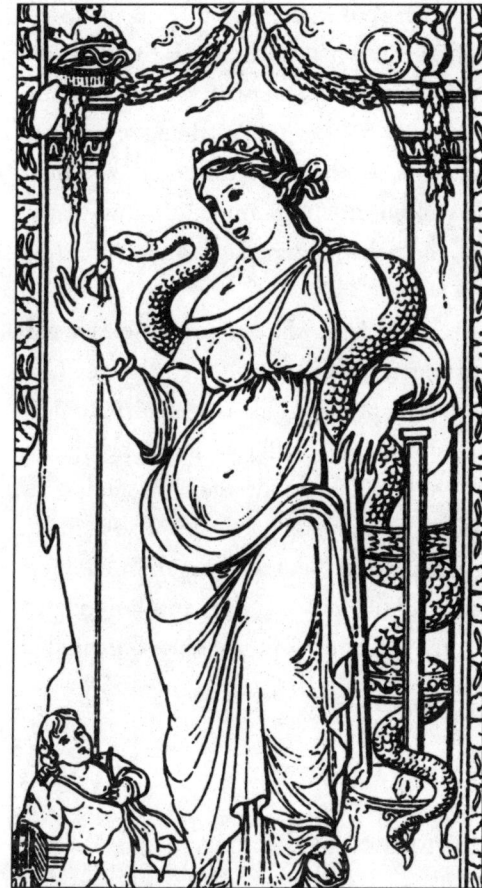

Hygeia, die griechische Göttin der Gesundheit

sönlichkeit und Verhalten würden eher durch äußere Einflüsse und Erfahrungen bestimmt als durch angeborene Eigenschaften des Gehirns. Im anderen Lager standen die Neurowissenschaftler, die der Meinung waren, der Geist sei im wesentlichen eine Reflexion der neurochemischen Prozesse im Gehirn.

Freud und die Psychoanalytiker, die ihm folgten, glaubten, der Geist sei so komplex, daß wir ihn durch das Studium der Anatomie und Chemie des Gehirns niemals verstehen könnten. Um Geisteskrankheiten zu verstehen, drangen sie statt dessen in die Tiefen des Geistes ein und erforschten die dunklen Ströme des Unbewußten durch Traumdeutung und langwierige Psychoanalyse. Sie behaupteten, das Unbewußte steuere das Bewußtsein.

In der Zwischenzeit suchten die Neurowissenschaftler nach organischen Störungen im Gehirn als Ursache der Geisteskrankheiten. Ihr Credo lautete: »Heile das Gehirn, und du heilst den Geist.« Da sie jedoch Struktur und Chemie des Gehirns nur teilweise verstanden, wandten sie Therapien an, die uns heute als barbarisch erscheinen. In der ersten Hälfte des 20. Jahrhunderts unterwarfen Neurochirurgen ihre Patienten Elektroschocks, der Lobotomie und dem insulininduzierten Koma, so daß die Öffentlichkeit diesem organischen Ansatz noch mehr mißtraute.

Freud und die Psychoanalyse

Sigmund Freud ist eine denkwürdige historische Gestalt, der »Vater der Psychoanalyse«. Er wurde im heutigen Tschechien geboren und studierte an der Universität Wien, die damals das Zentrum des intellektuellen Universums war. Als Jude durfte

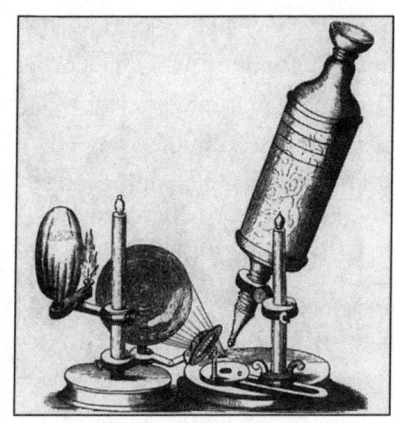

Eines der ersten Mikroskope

er nur Arzt, Industrieller oder Kaufmann werden. Er entschied sich für die Medizin und fühlte sich zur Hirnforschung und zur Physiologie hingezogen. Dann aber entschloß er sich, den menschlichen Geist und die Beweggründe seines Handelns zu studieren, und er vermischte Wissenschaft und Philosophie. In jener Zeit galt es als schwierige, undankbare und daher unerwünschte Aufgabe, Geisteskranke zu behandeln, und deshalb stand gerade die Psychiatrie den Juden offen.

Freud behauptete, das Unbewußte habe einen entscheidenden Einfluß auf das Bewußtsein. Diese Hypothese wird heute gewiß in Frage gestellt; aber sie war die herrschende Sicht, die im wesentlichen die psychiatrische Behandlung in unserem Jahrhundert bestimmt hat.

Freud untersuchte das Unbewußte zunächst mit Hilfe der Hypnose. Anna O. war eine 21jährige Frau, die nach dem Tod ihres Vaters hysterisch geworden war. Sie sah und sprach schlecht, war oft gelähmt und verabscheute Nahrung. Einmal beobachteten Freud und sein Mentor Josef Breuer, daß die Symptome allmählich verschwanden, wenn Anna über ihre Probleme sprach, und als sie sie hypnotisierten, verbesserte ihr

Zustand sich weiter. Freud gelangte zu der Überzeugung, daß das Unbewußte nicht nur den Geist, sondern auch den Körper beeinflußt. »Hysterische Symptome«, schrieb er, »entstehen durch die Energie des geistigen Prozesses, die dem bewußten Einfluß vorenthalten und in körperliche Innervation umgelenkt wird.« Diesen Vorgang nannte er Konversion.

Später ersetzte Freud die Hypnose durch eine Methode, die er freie Assoziation nannte. Dabei liegt der Patient bequem auf einer Couch und spricht offen über alles, was ihm in den Sinn kommt, einerlei, wie dumm oder schockierend es sein mag. Freud konnte, so glaubte er, die Ursachen seelischer Konflikte ergründen, indem er diese verwirrende Gedankenflut analysierte, die man bisweilen als »Bewußtseinsstrom« bezeichnet. Außerdem war er davon überzeugt, daß Träume einen Einblick ins Unbewußte ermöglichen, daß man sie aber erst deuten müsse, weil die Menschen in Symbolen träumten, anstatt die Probleme zu sehen, mit denen sie zu kämpfen hätten. Ein König symbolisiert beispielsweise ein Elternteil, und Widerstand gegen ihn symbolisiert den Wunsch, sich seiner Autorität zu entziehen.

Freud war zu seiner Zeit für seine Theorie berüchtigt, daß viele seelische Störungen, zum Beispiel Neurosen, die Folge unterdrückter sexueller Wünsche seien, die durch das Unbewußte auf das Bewußtsein einwirkten. Schließlich entwickelte Freud eine Theorie, in der er den Geist in drei Teile aufspaltete: Es, Ich und Über-Ich. Das völlig unbewußte Es ist der Bereich der primitiven Instinkte und Wünsche, die ohne Rücksicht auf die Folgen befriedigt sein wollen. Das Ich regiert das Bewußtsein und versucht, zwischen den Wünschen des Es und den Realitäten des Lebens ein Gleichgewicht herzustellen. Das Über-Ich spielt die Rolle des Zensors; es orientiert sich an den Normen der Gesellschaft und entscheidet, was gut und böse ist.

Um diese Theorie in die Praxis umzusetzen, entwickelten Freud und andere Psychiater die Psychoanalyse, die dem Patienten hilft, sich seiner widerstreitenden geistigen Kräfte durch freies Assoziieren bewußt zu werden. Damit ist er jedoch noch nicht geheilt. Wenn eine Frau beispielsweise heftige Abneigung gegen ihren Vater empfindet, bringt der Psychoanalytiker sie dazu, ihren Haß auf ihn zu projizieren. Dieser Vorgang heißt Übertragung. Der Therapeut wird also zum Stellvertreter des Vaters; er billigt oder mißbilligt nicht, son-

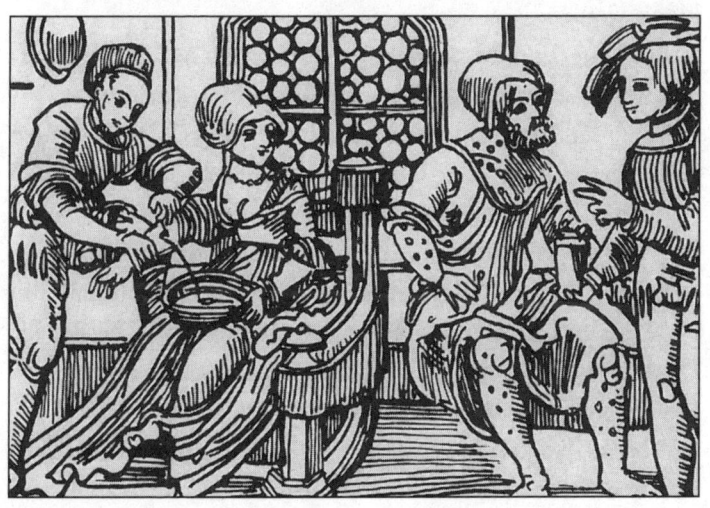

Der Aderlaß galt einst als Therapie.

dern beobachtet nur. Nach dieser Theorie überwindet die Patientin ihren Haß und ihre Symptome legen sich, weil sie ihre Beziehung zum Vater verstehen lernt und sich damit auseinandersetzen kann.

Im Lauf der Zeit brachen einstige Anhänger Freuds mit dem Großmeister der Psychiatrie und schufen ihre eigenen Theorien und Schulen, um den Geist zu heilen. Der wichtigste Abtrünnige war Alfred Adler, der seine Schule 1911 gründete. Adler hielt nichts von Freuds Ansicht, daß der Sexualtrieb bei den Motiven und seelischen Störungen des Menschen eine entscheidende Rolle spiele. Entscheidend sei vielmehr, wie gut der Mensch sich seiner eigenen Überzeugung nach in die Gesellschaft einfüge. Wer durch Kindheitstraumen ein Gefühl der Minderwertigkeit entwickle, meinte Adler, könne geisteskrank werden.

Im Jahre 1909 besuchte Freud zum ersten Mal die Vereinigten Staaten. Der Besuch löste eine Revolution aus, was die Vorstellung der Amerikaner vom Geist und wie er geheilt werden sollte, betraf. Von den dreißiger bis zu den siebziger Jahren wurde die amerikanische Psychiatrie von Freud, seinen Schülern und seinen einstigen Anhängern vollständig dominiert.

Freud und seine Theorien befaßten sich vor allem mit Hysterie und anderen Neurosen, eine breite Kategorie, die alle falschen oder unzulänglichen Arten des Umgangs mit inneren Konflikten oder Angst umfaßte. Er behauptete nicht, die Psychoanalyse könne Psychosen heilen, etwa bipolare Störungen und Schizophrenie. Insofern hatte Freud recht und wird von der heutigen Forschung bestätigt. Die meisten Mediziner

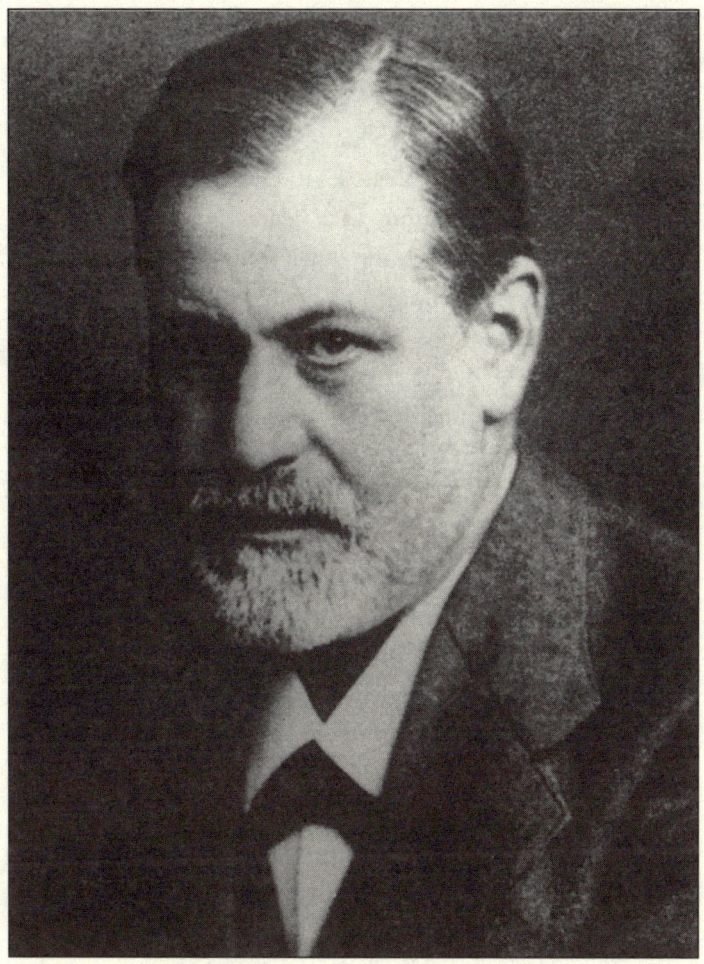

Sigmund Freud

halten die Psychosen für Störungen der Hirnchemie, die meist eine lebenslange Behandlung mit Medikamenten erfordern.

Die Psychiater, die Freud folgten, waren nicht so schüchtern. Viele von ihnen hielten die Gesellschaft und ihre Normen für die Ursache der Neurose und sogar der Psychose und letztlich war ihrer Meinung nach jeder mehr oder weniger verrückt. 1954 kam die Midtown-Manhattan-Studie zu der überraschenden Schlußfolgerung, daß bei 80 Prozent aller Erwachsenen mindestens ein paar Symptome einer Geisteskrankheit feststellbar seien. Heute klingt diese Behauptung absurd. Angeblich brauchte damals fast jeder eine langwierige Psychoanalyse, und in den sechziger Jahren sah es fast so aus, als habe jeder seinen »Seelenklempner«.

Heute belegen moderne Statistiken, daß etwa zwei Prozent der Bevölkerung Symptome einer behandlungsbedürftigen Geisteskrankheit aufweisen, zum Beispiel Schizophrenie, manisch-depessives Syndrom oder Depressionen. Aber diese Krankheiten hängen offenbar mehr mit neurochemischen Störungen im Gehirn zusammen als mit unterdrückter Feindseligkeit und werden hauptsächlich mit Psychopharmaka behandelt.

Psychoanalytische Theorien über die Funktion des gesunden sowie des kranken Geistes gaben in der Psychiatrie bis in die fünfziger Jahre den Ton an. Dann gerieten sie nach und nach unter Beschuß. Schließlich weckte 1972 eine amerikanisch-britische Studie massive Zweifel am Wert der Psychoanalyse bei der Behandlung geistiger Störungen. Man zeigte 250 britischen und 450 amerikanischen Psychiatern identische

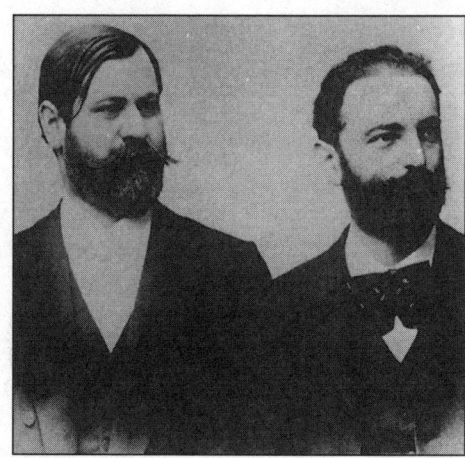

*Freud (rechts) mit
Freund Wilhelm Fliess*

Videoaufnahmen von Patienten, die von Psychiatern befragt wurden. Die Kranken gaben den Ärzten die gleichen Informationen, und dennoch waren die Betrachter der Filme sich nicht annähernd einig darüber, was mit den Patienten nicht stimmte. Die meisten Patienten, die von britischen Psychiatern als »depressiv« diagnostiziert wurden, galten bei den amerikanischen Kollegen als »schizophren«. Das sind zwei völlig verschiedene Krankheitsbilder, die man heute auch ganz unterschiedlich behandelt. Die Studie bestätigte, was Kritiker der Psychiatrie seit langem bemängelt hatten: Die Diagnosen waren unzuverlässig und unwissenschaftlich. In der Zwischenzeit hatte die Neurowissenschaft neue, noch wirksamere Psychopharmaka entwickelt, und die Tatsache, daß diese Medikamente den Verlauf von Geisteskrankheiten merklich beeinflussen konnten, bewies, daß zahlreiche Geisteskrankheiten auf biochemische Störungen des Gehirns zurückgehen. Genau das hatten viele Psychiater seit langem behauptet. Die beiden Lager – das psychoanalytische und das biologische – kämpften bis in die achtziger Jahre um die Vorherrschaft in der Psychiatrie. Heute setzt der biologische Standpunkt sich immer mehr durch.

Psychochirurgie, Elektroschocks und andere verzweifelte Maßnahmen

Als die Psychoanalytiker die Gesprächstherapie noch für das einzige Heilmittel bei Geisteskrankheiten hielten, entwickelten Ärzte, die an die biologische Theorie glaubten, Behandlungsformen, die uns heute brutal vorkommen: das Insulinkoma und die berüchtigte Lobotomie. Damals waren die Mediziner verzweifelt. Medikamente und Chirurgie hatten einst tödliche Krankheiten besiegt, und dennoch waren die Kliniken der Welt immer noch mit Schizophrenen, Depressiven und anderen hoffnungslosen Fällen überfüllt. Selbst Abraham Brill, in der ersten Hälfte dieses Jahrhunderts ein bekannter Psychoanalytiker, räumte ein, daß drastische Maßnahmen erforderlich waren: »Die Lage der Schizophrenen ist so hoffnungslos, daß wir alles versuchen müssen, was Hoffnung weckt.« Und deshalb probierte man fast alles Menschenmögliche am Patienten aus.

Die Lobotomie gilt heute als fürchterliche Operation. Die vorderen Stirnlappen des Gehirns sind mit wichtigen Arealen verbunden, die mit dem Denken, den Gefühlen und dem Gedächtnis zu tun haben. Selbst bei unseren nächsten Verwandten, den Schimpansen, sind diese Lappen viel kleiner, und daran liegt es vor allem, daß Menschen viel intelligenter sind. Bei schwerer Schizophrenie können diese Hirnbereiche für Wahnvorstellungen, Halluzinationen und Phantomstimmen mitverantwortlich sein. Die Lobotomie durchtrennt viele Verbindungen zwischen diesen Lappen und einem großen Teil

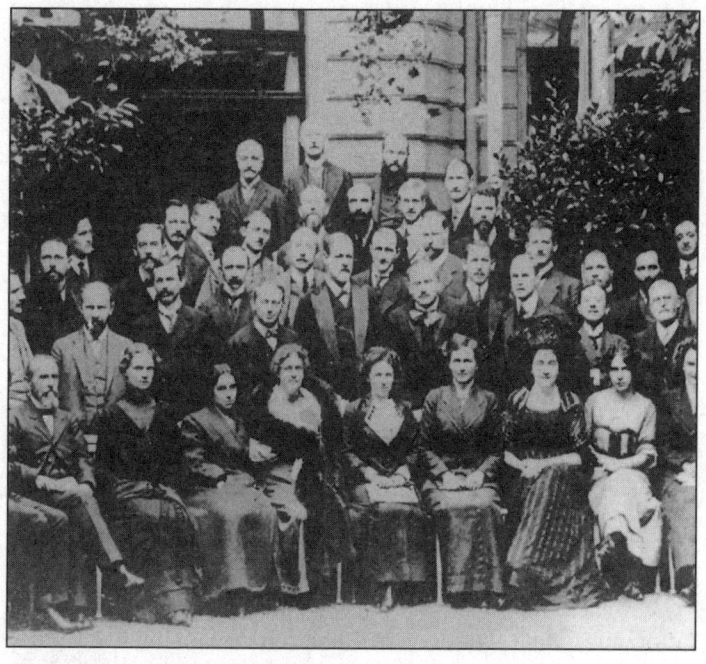

Sigmund Freud (Mitte) 1911 mit Kollegen

des restlichen Gehirns, vor allem dem limbischen System, das für Gefühle und Sinneseindrücke zuständig ist.

Manche Chirurgen öffneten den Schädel und entfernten die vorderen Schläfenlappen. Andere schnitten oder bohrten ein Loch in die Seite des Kopfes, führten einen Draht oder ein Skalpell ein und bewegten das Instrument auf und ab, um die Verbindungen zu kappen. Walter Freeman erfand eine Methode, die eine Schädelöffnung überflüssig machte. Er versetze dem Kopf zunächst einen elektrischen Schlag, um den Patienten zu betäuben. Dann hob er die Augenlider an, führte sein Messer ein und klopfte so lange darauf, bis es in die Augenhöhle eindrang. Anschließend führte er das Messer einfach von rechts nach links, um die weiche Hirnsubstanz zu zerschneiden.

Ohne diese barbarische Methode entschuldigen zu wollen, möchte ich daran erinnern, daß Menschen mit schweren Geisteskrankheiten in der ersten Hälfte unseres Jahrhunderts meist ihr ganzes Leben in schrecklichen Anstalten verbrachten. Nach der Lobotomie konnten sie immerhin zu Hause leben. Deshalb galt damals diese Operation als Wundermittel. Heute sind wir darüber erstaunt, daß der portugiesische Erfinder der Lobotomie, Dr. Egas Noniz, 1949 sogar den Nobelpreis dafür erhielt! Ihm zu Ehren erschien 1955 in Portugal eine Sonderbriefmarke, auf der seine Instrumente abgebildet sind.

Das Problem der Lobotomie besteht darin, daß diese Operation aus einem wilden, paranoiden und manchmal gewalttätigen Schizophrenen ein fügsames, sanftes, nicht sehr aufge-

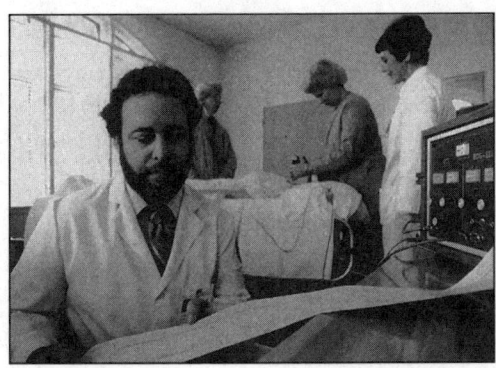

Die moderne Elektro-krampftherapie ist bei Depressionen wirksam.

wecktes Kind macht. Darum waren schon damals nicht alle von der Lobotomie so beeindruckt wie das Nobelpreiskomitee. Nolan Lewis, der Leiter des Psychiatrischen Instituts des Staates New York, schrieb im selben Jahr, als Noniz ein gefeierter Held der Medizin war: »Ist das Ruhigstellen eines Patienten eine Heilung? Alles, was damit erreicht wird, ist wohl, daß das Pflegepersonal es leichter hat.«

Lobotomisierte Menschen mußten in der Tat ihr Leben lang gepflegt werden. In seinem Buch *Great and Desperate Cures* beschreibt Elliot Valenstein den Fall »Carolyn«, die bis 1947 seit 14 Jahren wegen ihrer Schizophrenie in einer Anstalt gelebt hatte. Man brachte sie ins heutige Krankenhaus von New Haven in Connecticut, wo man sie nach der Methode Walter Freemans lobotomisierte. Später »benötigte« sie eine noch gründlichere Lobotomie, und nach dieser Operation war sie völlig gefügig. Einige Zeit mußte man sie in Windeln wikkeln, und sie war ziemlich verwirrt, ähnlich wie nach einem schweren Schlaganfall. Aber sie war so ruhig, daß man sie nach

Hause entließ. Damals war sie 40 Jahre alt, und für den Rest ihres Lebens mußte sie wie ein Kind rund um die Uhr betreut werden. Das war in etwa das Beste, was man von einer Lobotomie erwarten durfte.

Das Schlimmste, was man erwarten konnte, wurde in einem anderen Fall vorgeführt. »J. S.« war ein Mann von überdurchschnittlicher Intelligenz, der aus der Mittelschicht stammte. Er landete in Sing Sing, weil er Jungen dazu verführt hatte, ihn zu peitschen und oral zu befriedigen. Im Gefängnis willigte er in eine Lobotomie ein, um seinem bizarren, obsessiven Verhalten ein Ende zu machen. Tatsächlich war sein zwanghafter Trieb nach der Operation für eine Weile verschwunden. Nach seiner Entlassung ging es jedoch bergab mit ihm. Er hielt es an keinem Arbeitsplatz länger als einige Wochen aus und wurde meist entlassen, weil er völlig unzuverlässig und ziemlich verwirrt war. Er endete in der geschlossenen Abteilung einer Klinik. Er konnte seinen Darm nicht mehr kontrollieren, hatte ein schwaches Gedächtnis, und sein zwanghafter Masochismus kehrte zurück.

Eine andere verzweifelte Therapieanstrengung war das Insulinkoma. Das Hormon Insulin steuert den Blutzuckerspiegel. Bei einem Insulinüberschuß sinkt der Blutzuckerspiegel, und die Folge sind Benommenheit und sogar Koma. Das Insulinkoma wurde von Manfred Sakel erdacht, einem Arzt, der an einer Klinik für Drogensüchtige arbeitete. Eine seiner Patientinnen war eine berühmte Schauspielerin, die drogenabhängig war und Diabetes hatte. Einmal gab er ihr versehentlich eine Überdosis Insulin, und sie fiel in ein leichtes Koma. Als sie erwachte, war ihr Verlangen nach Morphin schwächer geworden, und die Insulinkomabehandlung war geboren. Ärzte begannen, mit Insulin Komas herbeizuführen, die eine Woche bis zu einem Monat dauerten. Ab und zu wurden die Patienten aufgeweckt, damit sie essen und andere Bedürfnisse befriedigen konnten. Während der Behandlung erhielten die Patienten immer höhere Dosen Insulin, die sie an den Rand des Todes brachten. Sie schlugen nach den Pflegern, stöhnten, wanden sich, schrien und hatten Krämpfe.

Die Ärzte begannen, diese Behandlung auch bei anderen Störungen anzuwenden, vor allem bei Schizophrenie, und angeblich waren die Ergebnisse erstaunlich. Sakel war der Meinung, das Insulinkoma entziehe den psychotischen Hirnzellen die Nahrung, so daß sich normale Leitungsbahnen bilden könnten. Er berichtete, nicht weniger als 88 Prozent aller behandelten Schizophrenen gehe es besser. Er behandelte sogar den berühmten russischen Ballettänzer Waslaw Nijinski und meldete »gewisse Erfolge«. Einigen Schizophrenen mag die Therapie ein wenig geholfen haben, doch andere starben zweifelsohne daran. Und in den dreißiger Jahren zeigten unabhängige Studien, daß es bei Schizophrenen, die ins Insulinkoma versetzt worden waren, und unbehandelten Patienten kaum Unterschiede im Krankheitsverlauf gab.

Elektroschocks, auch Elektrokrampftherapie genannt, galten ebenfalls als Wundermittel bei schweren Geisteskrankheiten. Als erste versuchten es offenbar die Italiener Ugo Cerletti und Lucio Bini damit. Die römische Polizei hatte einen Mann aufgegriffen, der verwirrt in einem Bahnhof herumgeirrt war.

Der angeblich schizophrene Mann wurde mit einem Elektroschock in den Kopf in Zuckungen versetzt. Er starb zwar nicht daran, schien aber sein Gedächtnis verloren zu haben. Später fand man heraus, daß Elektroschocks bei Depressionen am wirksamsten sind. Cerletti glaubte, die Stromstöße veranlaßten das Gehirn, belebende Substanzen zu produzieren, die er Akroamine nannte und die seiner Meinung nach nur bei starken Konvulsionen erzeugt wurden. Wie dem auch sei, Elektroschocks wurden regelmäßig angewandt, um Patienten aus schweren Depressionen zu holen. Im Gegensatz zum Insulin-

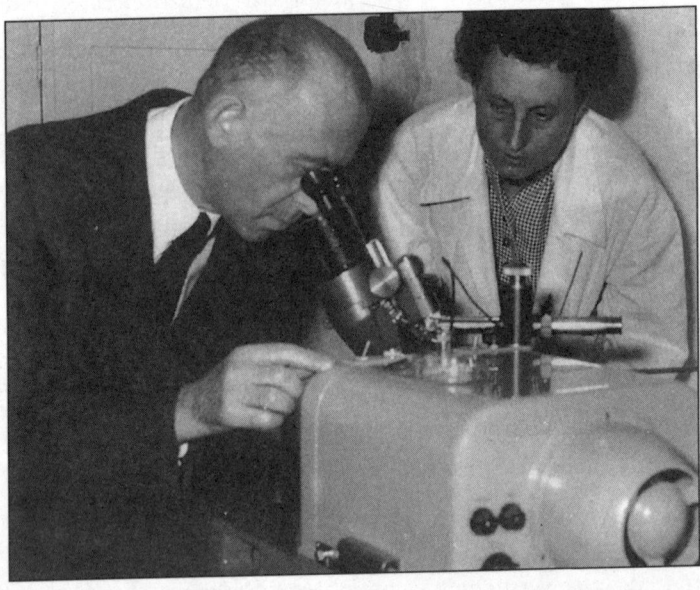

Manfred Sakel, der Erfinder des Insulinkomas, schaut in ein Elektromikroto, mit dem feinste Schnitte für mikroskopische Untersuchungen hergestellt werden.

koma und zur Lobotomie werden sie heute noch in geringem Umfang eingesetzt. Bei richtiger Anwendung sind sie offenbar sehr wirksam.

Wirksame Medikamente sind verfügbar

Die neue Ära in der Behandlung von Geisteskrankheiten begann 1954, als die amerikanische Gesundheitsbehörde ein neues Medikament namens Meaphen zuließ. Zusammen mit ähnlichen Präparaten, die bald folgten, sorgte es dafür, daß Ende der fünfziger Jahre nur noch wenige Lobotomien vorgenommen wurden. Die Tatsache, daß ein Medikament bei so vielen schweren Fällen von Schizophrenie wirksam war, stärkte die Position der Mediziner, die eine biologische Ursache der Geisteskrankheiten annahmen. Weitere Medikamente wurden entwickelt, vor allem das Lithium, das bei bipolaren Störungen oft überaus wirksam ist. Es dämpft die manische Phase und schützt vor dem Sturz in tiefe Depressionen. In den sechziger und siebziger Jahren stritt man sich immer noch darüber, ob Patienten hauptsächlich mit Medikamenten oder mit Gesprächstherapie behandelt werden sollten. Aber das Tauziehen war bald zu Ende. Heute stimmen die meisten Neurowissenschaftler und Psychiater darin überein, daß Geisteskrankheiten eine starke biologische Grundlage haben, die oft eine medikamentöse Behandlung erforderlich macht, und daß die

Psychotherapie ebenfalls zur Genesung beiträgt. Diese Verschmelzung der Therapien, die wir Psychobiologie nennen, hat sich in der Psychiatrie durchgesetzt.

Manche Psychiater fürchten allerdings, daß die Bedeutung der Biologie und besonders der Psychopharmaka heute überschätzt wird. In den sechziger Jahren schien jeder einen Psychiater zu haben; heute nimmt anscheinend jeder ein Medikament, sei es gegen Schizophrenie, Bulimie oder schlechte Laune.

9
Mißbrauch von Medikamenten

Biologische und psychologische Vorstellungen vom Geist liegen seit fast einem Jahrhundert im Streit. Die Psychoanalyse wird immer mehr durch kurze Therapien ersetzt, deren Ziel es nicht so sehr ist, geistige Störungen zu »verstehen«, sondern das Verhalten des Patienten zu ändern und ihm zu zeigen, wie er mit seinen Symptomen leben kann.

Dennoch befindet sich auch die Psychotherapie auf dem Rückzug, seitdem immer mehr Geisteskrankheiten mit Psychopharmaka behandelt werden, nicht nur Psychosen wie Schizophrenie und bipolare Störungen, sondern auch Neurosen wie das Zwangssyndrom und die Bulimie. Und immer häufiger nehmen Menschen mit leichten Depressionen oder sogar mit sogenannten Charakterschwächen – etwa Schüchternheit – Medikamente ein.

Der Sieg der biologischen Psychiatrie stößt nicht bei allen Psychiatern auf Begeisterung. Manche meinen, daß wir dabei sind, etwas Wichtiges zu verlieren: die Klarheit über die Ursachen persönlicher Probleme und eine tiefreichende Einsicht, daß auch Geisteskranke Individuen sind. Der extremste in der Phalanx der Psychopharmaka-Gegner ist Peter Breggin, ein Psychiater und Autor, der das biologische Modell der Geisteskrankheiten kritisiert und dadurch berühmt wurde. In seinen

Büchern *Toxic Psychiatry* und *Talking Back to Prozac* verurteilt er nicht nur den Mißbrauch psychiatrischer Medikamente, sondern die Anwendung von Medikamenten überhaupt. Wie manche seiner Kollegen in der Vergangenheit ist er der Meinung, daß der Geist vor allem von seiner Umwelt beeinflußt wird, nicht von seiner Biologie.

Er schreibt: »Dutzende von Büchern, die für die Massen bestimmt sind, behaupten fälschlicherweise, ein ›defektes Gehirn‹ oder ein ›biochemisches Ungleichgewicht‹ sei für unser persönliches Unglück verantwortlich. Doch das einzige biochemische Ungleichgewicht, das wir im Gehirn psychiatrischer Patienten mit Gewißheit feststellen können, wird von der psychiatrischen Behandlung erzeugt.«

Breggin vergleicht Psychopharmaka, vor allem Neuroleptika, mit der Lobotomie: »Die chirurgische Lobotomie durchtrennt die Nerven, die das limbische System mit den Stirnlappen verbinden; die chemikalische Lobotomie legt diese Verbindungen lahm. Beide Behandlungen laufen letztlich auf Lobotomie hinaus.«

Zu Breggins Kritikern gehört Susan Dime-Meenan, die geschäftsführende Direktorin der Nationalen Gesellschaft für Depressive und Manisch-Depressive. In einem Leserbrief an die *New York Times* schrieb sie: »Es ist erstaunlich, daß Dr. Breggin die zahlreichen wissenschaftlichen Befunde ignoriert, die auf eine genetische und biochemische Grundlage der Depression hindeuten ... Er ist sogar gegen lebensrettende Maßnahmen ... einschließlich der Medikamente und der Elektrokrampftherapie. Dabei setzt er sich über wissenschaftliche

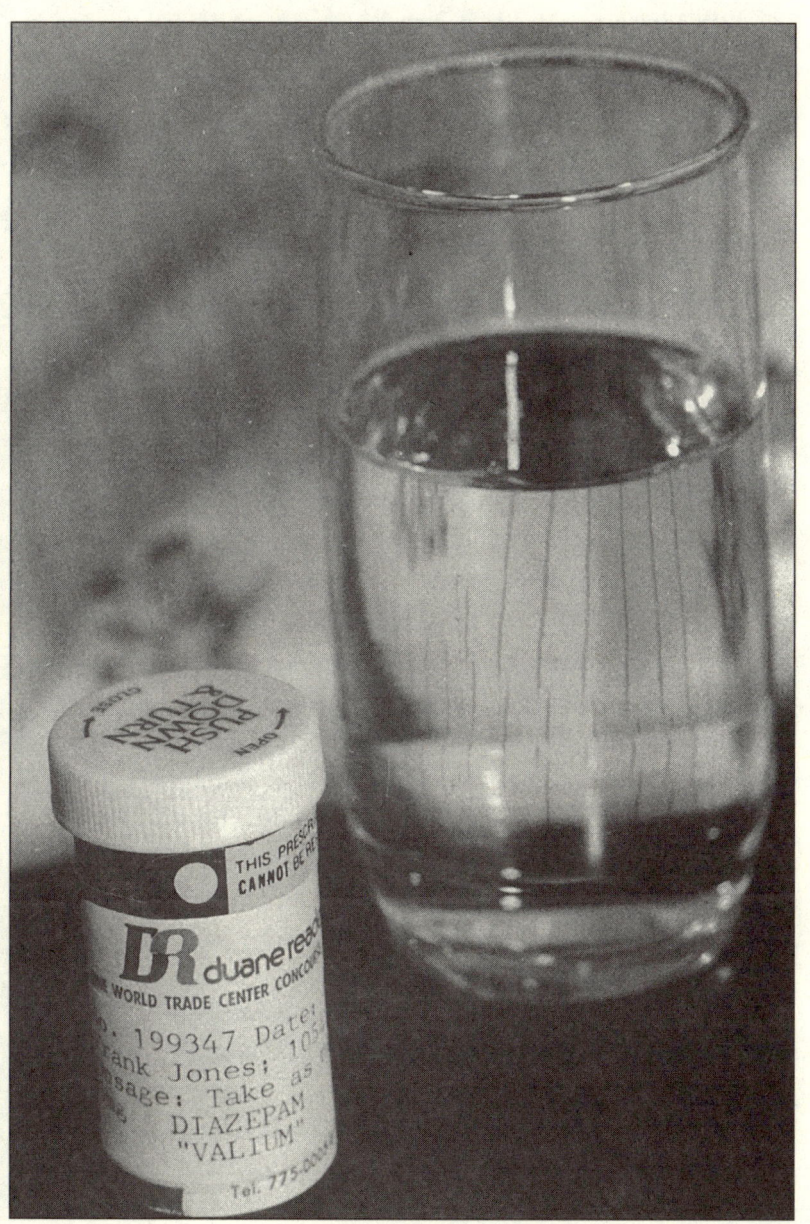

Valium wurde früher zu oft verordnet.

Erkenntnisse hinweg, die klinisch gründlich überprüft wurden und die von angesehenen Organisationen wie dem Nationalen Gesundheitsinstitut, der Nationalen Akademie der Wissenschaften und der Amerikanischen Medizinischen Vereinigung befürwortet werden.«

In einem Punkt stößt Breggin jedoch auch bei manchen Vertretern der Schulmedizin auf Zustimmung. Wir sind so sehr bemüht, Zeit und Geld zu sparen, und wir sind von den neurochemischen Erklärungen und Medikamenten so begeistert, daß uns möglicherweise das umfassende Verständnis für den Patienten als Einheit und für den Einfluß von Umwelt und Erziehung auf das Bewußtsein verlorengeht. Wir treten so eifrig für psychische Schnellverfahren ein, daß sich nur noch selten eine längere Beziehung zwischen Patienten und Therapeuten herausbildet, die Einblicke in den Geist des Individuums ermöglicht. Psychiatrische Patienten werden zu oft als Ansammlung von Symptomen betrachtet anstatt als Individuen mit einer einzigartigen persönlichen Geschichte.

Der Psychiater Leon Eisenberg von der Harvard University drückt es so aus: »Vielleicht ersetzen wir die Einseitigkeit der ›hirnlosen‹ Psychiatrie der Vergangenheit durch die einer ›geistlosen‹ Psychiatrie in der Zukunft.« Psychiater glauben nicht mehr daran, daß jeder Geisteskrankheit ein verborgenes Kindheitstrauma zugrunde liegt. Statt dessen glauben sie, daß es »für jeden verwirrten Gedanken ein verwirrtes Molekül gibt«, wie Eisenberg schreibt. Die Annahme, daß Moleküle alles über den Geist sagen, hat sich bei den Psychiatern durchgesetzt. Wenn sie heute einem neuen Patienten begegnen,

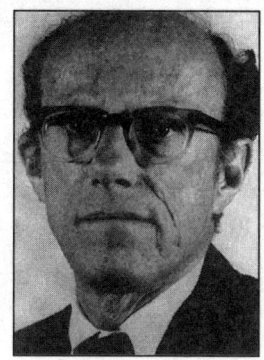

Leon Eisenberg

sammeln sie während eines zehn oder fünfzehn Minuten dauernden Gesprächs ein paar Informationen, stellen eine Diagnose und verschreiben Psychopharmaka. Der Psychiater Morton Reiser von der Yale University meint, daß dieses Verfahren besonders bei Anstaltsärzten verbreitet sei: »Die meisten Anstaltsärzte könnten und würden mehr über einen Fremden erfahren, der eine Stunde lang neben ihnen im Flugzeug sitzt, als sie bei diesen formellen psychiatrischen Befragungen erfahren.« Reiser beklagt, daß die Psychiater die Gesprächstherapie zugunsten der Psychopharmaka wegwerfen.

Nicht nur die Psychiater wenden sich immer mehr der biologischen Theorie von der Geisteskrankheit zu, sondern auch die Öffentlichkeit. Der Hauptvertreter der biologisch orientierten Psychiater ist Peter Kramer. In seinem einflußreichen Buch *Listening to Prozac* berichtet er von mehreren Patienten, die nicht nur von ihren Depressionen geheilt wurden, sondern denen es danach »besser als gut« ging. Kramer sagt, nachdem er beobachtet habe, wie sehr Menschen sich veränderten, die auf Prozac ansprächen, habe er auch seine Meinung darüber geändert, was die Menschen veranlasse, so und nicht anders zu denken und zu handeln.

Früher hatte er geglaubt, die Persönlichkeit werde allmählich im Laufe des Lebens erworben. Doch zu seiner Überra-

Prozac – ist es auch etwas für Sie?

Prozac ist das bekannteste der neuen Antidepressiva, die Serotonin selektiv hemmen. Andere neue Antidepressiva sind Sertralin, Tagonis und Fluvoxamin. Man glaubt, sie hätten weniger Nebenwirkungen als die früheren Antidepressiva. Derzeit werden diese Medikamente bei Eßstörungen, Depressionen, Angst, Panikanfällen und Zwangssyndrom (z. B. Waschzwang oder Spielsucht) empfohlen. Artikel und Bücher wie *Listening to Prozac* haben die Phantasie der Öffentlichkeit so beflügelt, daß heute fast alle, die sich für unglücklich oder unerfüllt halten, Antidepressiva probieren wollen.

Aber es gibt Nebenwirkungen. Bei Männern, die Prozac einnehmen, kann das sexuelle Interesse zum Erliegen kommen, und manchen fällt es schwer, zum Orgasmus zu gelangen. Wie viele sind betroffen? Die Pharmakonzerne behaupten, es seien zwei Prozent; aber manche Studien belegen, daß es bis zu 34 Prozent sind. Weitere Nebenwirkungen sind Schlafstörungen und Alpträume.

Außerdem sind Antidepressiva vielleicht nicht viel

schung stellte er fest, daß Prozac bei einigen seiner Patienten »offenbar den gewohnheitsmäßig Schüchternen mehr soziales Selbstvertrauen gab, die Empfindsamen zu Draufgängern machte und den Introvertierten die Fertigkeiten eines Verkäu-

besser als die Psychotherapie, wenn es um dauerhafte Heilung geht. Lewis Baxter verglich in einer Studie die Verhaltenstherapie mit der medikamentösen Prozac-Therapie bei der Behandlung eines Zwangssyndroms. Zwei Dritteln der Patienten in jeder der beiden Gruppen ging es anschließend besser. Aber Prozac hat noch einen Nachteil: In vielen Fällen treten die Symptome wieder auf, sobald das Medikament abgesetzt wird. Zahlreiche Studien belegen, daß Patienten, die mit bestimmten Psychotherapien behandelt werden – vor allem mit der kognitiven Therapie – viel seltener in ihre Depression zurückfallen als jene, die nur Prozac bekommen.

Dennoch sind Antidepressiva für viele Menschen, die auf Gesprächstherapien nicht gut ansprechen, eine wunderbare Hilfe, um emotional wieder auf die Beine zu kommen. Prozac und seine Verwandten können hochwirksam sein – aber wegen der Nebenwirkungen sind sie nicht für jeden geeignet.

fers schenkte.« Mit anderen Worten: Ein Medikament kann diese »negativen« Charakterzüge tiefgreifend beeinflussen. Darum stellen sich Kramer und viele Kollegen die Frage: Was ist eigentlich »Persönlichkeit«? Viele halten Persönlichkeit nicht mehr für eine einzigartige, durch die Erfahrungen des Lebens individuell geprägte Eigenschaft, sondern für etwas Angeborenes, Neurochemisches, das man mit Psychopharmaka verändern kann.

Kramer zeigt in seinem Buch, wie die Grenzen der Psychiatrie sich erweitern und nicht mehr nur die schwer Gestörten umfassen, sondern auch die »verstörten Gesunden« – Menschen, die unglücklich, furchtsam, schüchtern oder faul sind. Einst bekamen diese Leute von den Psychiatern eine von zwei Bemerkungen zu hören: »Gehen Sie nach Hause, Ihnen fehlt nichts« oder »Irgend etwas stimmt nicht mit Ihnen. Ich weiß nicht, was es ist, aber wir können es durch eine Psychoanalyse herausfinden, die ein paar Jahre dauern wird.«

Heute versprechen die neuen Antidepressiva wie Prozac oder Sertralin, die selektiver wirken als die Medikamente der Vergangenheit, Lösungen auch für die Probleme der verstörten Gesunden. Viele Psychiater weigern sich, relativ banale Störungen mit solchen Psychopharmaka zu behandeln. Brauchen wir den Kampf nicht sogar, um stärker zu werden? Aber Kramer und seine Anhänger fragen: Warum sollen wir Menschen, die sich unwohl fühlen, ohne »geisteskrank« zu sein, die Segnungen der modernen Pharmazie versagen?

Immerhin verschaffen Psychiater, die Prozac verordnen, ihren Patienten keine Gehaltserhöhung, keinen Heiratsantrag und auch nicht mehr Respekt. Sie wollen es ihnen nur leichter machen, das Gewünschte selbst zu erlangen. Und genau das ist auch das Ziel der Psychotherapie.

Manche Kritiker finden es fast unmoralisch, Psychophar-

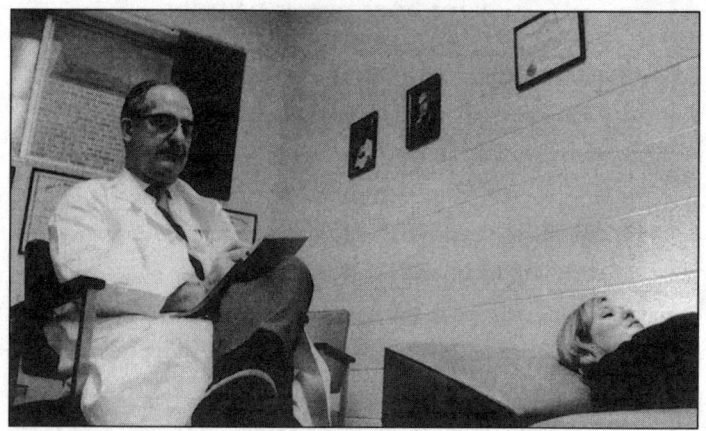

Der Fortbestand der Psychotherapie ist heute gefährdet.

maka so gut wie allen zu verschreiben, die sie haben wollen. Diese Medikamente sind in ihren Augen »Steroide für den Geist« (zu den Steroiden zählen z. B. bestimmte Hormone wie Östrogene, Androgene und Kortikoide), die dem Patienten einen künstlichen Auftrieb geben und ihm somit einen unfairen Vorteil gegenüber jenen verschaffen, die sich ohne Medikamente durchschlagen. Das ist jedoch eine Vereinfachung; denn wer wenig zu bieten hat, bringt es gewöhnlich nicht sehr weit im Leben, einerlei, ob er Medikamente nimmt oder nicht. Befürworter der Psychopharmaka glauben vielmehr, daß diese den Menschen die Möglichkeit geben, ihre angeborenen Talente besser zu nutzen und schneller weiterzukommen.

Die heutige Welt der kosmetischen Psychopharmaka unterscheidet sich nicht sehr von der psychoanalytisch domi-

Die langwierige Psychotherapie –
vom Sparzwang bedroht

Psychopharmakologie und Psychotherapie haben das gleiche Ziel: Menschen das Leben leichter zu machen. Schizophrene sollen wieder in die Gesellschaft eingegliedert werden; Depressive sollen wieder eingegliedert und glücklich werden. Das Problem sind die Kosten. Die meisten Medikamente kosten die Patienten oder die Versicherung in den USA etwa 60 Dollar im Monat, während eine einzige Sitzung beim Psychotherapeuten oft doppelt so teuer ist. (In Deutschland liegen die Kosten in beiden Fällen eher noch höher.) Wer an einer mehr oder weniger schweren Depression leidet, muß vielleicht jahrelang Medikamente für jährlich rund 700 Dollar nehmen. Heute lassen sich milde Depressionen oft mit einer kurzen Psychotherapie – ungefähr 25 Sitzungen – behandeln, was etwa 3000 Dollar im Jahr kostet. Dennoch kostet eine kurze Psychotherapie in zwei Jahren doppelt soviel wie eine Behandlung mit Medikamenten. Um fair zu sein, müssen wir den Kosten für die Antidepressiva auch die Kosten für einige psychotherapeutische Nachbehandlungen – etwa zehn in zwei Jahren – hinzufügen; dann sind die Rechnungen in etwa gleich hoch.

Vergleichen wir nun beide Methoden mit der langwierigen Psychoanalyse, die viele Psychiater immer noch für äußerst wirksam bei verschiedenen psychischen Störungen halten. Für wöchentliche Sitzungen muß der Patient in zwei Jahren 12 000 Dollar oder mehr bezahlen. Außerdem ist die Wirksamkeit dieses therapeutischen Ansatzes, bei dem der Patient intensiv mitarbeiten muß, um Einblicke in seine Persönlichkeit zu gewinnen, schwer nachzuweisen. Heute bezahlen die meisten Versicherungen nur Medikamente und kurze Psychotherapien mit 25 bis 30 Sitzungen im Jahr. Oft wird eine vertragliche Obergrenze für solche Behandlungen festgelegt – bisweilen sind es nur 10 000 Dollar im ganzen Leben.

Die Psychologin Maureen O'Hara schreibt: »In Kalifornien werden Tausende von Therapeuten arbeitslos, die einer Generation von Menschen geholfen haben, ihre Dämonen auszutreiben und die seelische Kraft zu erlangen, die sie brauchen, um in einer chaotischen und zermürbenden Welt bestehen zu können.« Maureen O'Hara berichtet, was die Versicherer ihr entgegenhalten: Sie glaubten nicht an die Psychotherapie, denn diese Therapie sei medizinisch ebensoviel wert wie Massage und das Frisieren der Haare. Sie räumt ein, daß die Psychotherapie teuer ist; aber daraus folge nicht, daß sie unwirksam sei oder daß die Versicherten sie nicht benötigten.

»In dieser chaotischen und belastenden Zeit, in der Wut, Angst und Verzweiflung immer mehr überhandnehmen, brauchen die Menschen den vertraulichen Rat eines mitfühlenden Spezialisten vielleicht mehr denn je. Wir gehen das Risiko ein, den Markt, die Pharmaproduzenten und die Erbsenzähler darüber bestimmen zu lassen, welche Therapie bei geistigen Störungen zulässig ist … Das muß ein ausgebildeter Psychologe entscheiden, der die ganze Bandbreite menschlichen Erlebens versteht, weil er jeden Tag … damit zu tun hat.«

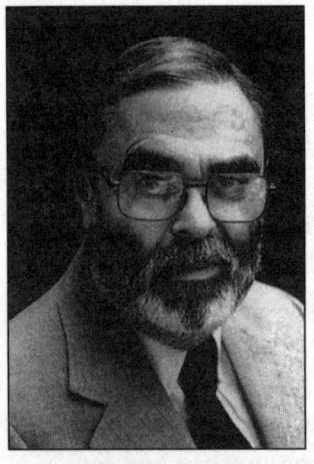

Morton Reiser

nierten Welt der fünfziger und sechziger Jahre. Studien zeigten damals, daß 80 Prozent aller Amerikaner Symptome einer Geisteskrankheit aufwiesen. Jeder schien entweder eine Therapie zu machen, falls er es sich leisten konnte, oder eine zu benötigen. Die Therapeuten wollten aber nicht nur die schweren seelischen Störungen behandeln, sondern die Menschen auch glücklicher, erfüllter, liebevoller und lebendiger machen. Heute mag uns diese Zeit ein wenig albern vorkommen; aber es scheint, als wolle Kramer diese Auffassung vom glücklichen, störungsfrei funktionierenden Menschen wiederbeleben. Diesmal sind es jedoch die biologischen Psychiater und die neuen Antidepressiva, die jene 80 Prozent der Bevölkerung behandeln wollen, die eine geistige und seelische Erneuerung brauchen. Kramer und seine Anhänger glauben an noch spezifischere und wirksamere Medikamente, die wir eines Tages einnehmen werden, um eine schlechte Stimmung ebenso rasch zu vertreiben wie heute Kopfschmerzen mit Aspirin.

»Die Verfügbarkeit von Medikamenten, die immer spezifischer wirken, dürfte es möglich machen, die innere Beschaffenheit der Persönlichkeit immer gezielter zu beeinflussen«, meint Kramer. »Die Zukunft wird vielleicht Medikamente bringen, die nicht ›Angst und Aggression‹, sondern genauer abgegrenzte Zustände beeinflussen.«

Künftige Psychopharmaka werden den Charakter und die Persönlichkeit ändern, meint auch der Neuropsychiater Richard Restak. »Normalerweise sind diese sehr schwer zu ändern; aber derzeit werden Medikamente entwickelt, die helfen, die Motivation zu fördern, den Energiepegel anzuheben und chronische Minderwertigkeitsgefühle zu beseitigen. Kurz gesagt, sie werden dafür sorgen, daß viele Menschen, die an keiner definierbaren seelischen Krankheit leiden, sich mit sich selbst und mit ihrem Leben wohler fühlen.« Richtig und umsichtig angewandt, werden die neuen Psychopharmaka den Menschen helfen, jenen Zustand zu erreichen, den Philosophen und Psychologen seit langem für die beste Möglichkeit halten, mit einer chaotischen und unsicheren Welt zurechtzukommen. Versucht nicht, die Welt zu verändern; verändert euch selbst, schlägt Restak vor.

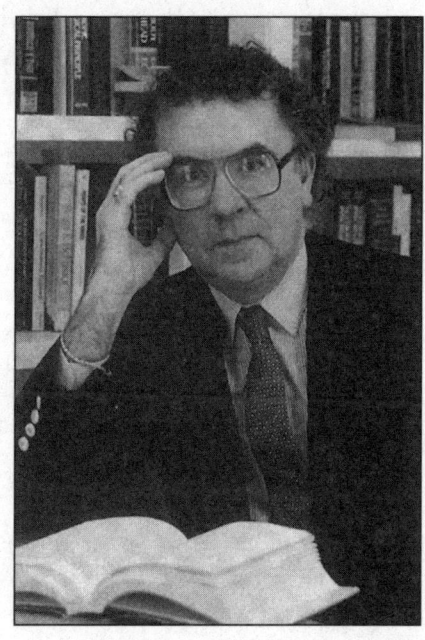

Der Neuropsychiater Richard Restak, der das Vorwort zu diesem Buch beigesteuert hat.

Die Auffassung vom Geist, die biologische Psychiater haben, ist verführerisch, weil sie einfach und konkret ist. Mit Hilfe von Scannern können wir sogar beobachten, wie die neurale Aktivität des Gehirns sich verändert, wenn wir sprechen, gehen, denken, planen oder zuhören. Wir können auch drastische Veränderungen in der Aktivität von Neuronengruppen in verschiedenen Hirnteilen verfolgen und die Gehirnaktivität von Schizophrenen mit der normalen Aktivität vergleichen. Und wir können sehen, was sich ändert, wenn wir Medikamente nehmen.

Allerdings ist die heute so beliebte biologische Theorie ebensowenig wie die Freudsche Psychoanalyse imstande, die Seele und den Geist des Menschen umfassend zu erklären. Wenn die Liebelei mit der Neurochemie eines Tages vorbei ist, wenn die Neurowissenschaftler die Grenzen dessen erreicht haben, was sie mit ihrer Methode erklären können, und wenn es uns dann nicht gelungen ist, alle Probleme der Menschheit durch das Durcheinanderwirbeln von Molekülen zu lösen, dann werden wir vielleicht darüber nachdenken, was wir wirklich gelernt haben. Was wird das sein? Wir werden es erfahren, wenn wir den Geist weiter erforschen.

Wohin führt uns die biologische Psychiatrie?

von Thomas Metzinger

In den letzten zehn Jahren haben wir mehr über die Struktur und die Wirkungsweise des menschlichen Gehirns erfahren als in den dreihundert Jahren davor. Bereits jetzt ist abzusehen, daß der Wissenszuwachs in der Hirnforschung sich auch in der Zukunft mit großer Geschwindigkeit fortsetzen wird. Diese Entwicklung wird Folgen für uns alle haben. Eines ist schon heute deutlich geworden: Unsere Handlungsmöglichkeiten bei der direkten Beeinflussung des menschlichen Gehirns werden sich bald vielfältig erweitern. In vielen Bereichen werden unsere moralischen Intuitionen versagen und unsere kollektiven biographischen Erfahrungen werden nicht ausreichen, um zu entscheiden, was eigentlich eine moralisch richtige Handlungsweise ist. Das kann zum Beispiel dadurch geschehen, daß diese bisher gültigen Annahmen sich im Lichte unseres Erkenntniszuwachses als widersprüchlich, nicht tragfähig oder einfach als inhaltlich nicht weitreichend genug erweisen. Zumindest diejenigen von uns, die sich nicht fest an metaphysische Weltanschauungen oder starre Wertsysteme gebunden haben, werden immer öfter zugeben müssen, daß auch sie selbst einfach nicht wissen, wie hier im konkreten

Einzelfall eine ethisch überzeugende Handlungsweise ausse-
hen könnte. Neue Handlungsspielräume bringen immer auch
neue ethische Fragestellungen mit sich.

Aber auch unser Bild von uns selbst wird sich auf dramati-
sche Weise verändern. Es entsteht nämlich nicht nur eine
ganze Palette von neuen Problemstellungen für die angewandte Ethik, sondern auch eine neue, durch die Erkenntnisse der
modernen Hirnforschung erweiterte Anthropologie: Wir
bewegen uns auf ein grundlegend neues Verständnis dessen zu,
was es heißt, ein *Mensch* zu sein. Wie sollen wir uns die Beziehung zwischen Gehirn und Bewußtsein denken? Gibt es so
etwas wie eine Seele oder einen unveränderlichen Kern der
Persönlichkeit? Was genau meinen wir eigentlich, wenn wir
von »Willensfreiheit« sprechen; was bedeutet es, daß wir für
manche unserer Handlungen verantwortlich sind, für andere
dagegen nicht? Gibt es angesichts der vielen neuen Einsichten
über die objektiven Entstehungsbedingungen des subjektiven
Erlebens noch berechtigte Hoffnung auf ein Leben nach dem
Tod?

Aus neuen Antworten auf solche klassischen philosophischen Fragen ergibt sich Schritt für Schritt auch ein neues, ein
verändertes Gesamtbild des Menschen. Das allgemeine Bild
vom Menschen wiederum ist aber eine der wichtigsten
Grundlagen unserer Kultur. Seine Besonderheit besteht darin,
daß es sehr subtil und doch wirksam die Art und Weise beeinflußt, wie wir im Alltag miteinander umgehen und uns selbst
erleben. Deshalb wird die oben angedeutete Entwicklung
auch gesellschaftliche Konsequenzen nach sich ziehen und

schließlich unser aller Leben beeinflussen. Wenn man also am Beispiel der biologischen Psychiatrie über die Konsequenzen der Veränderungen in unserem Selbst- und Weltbild nachzudenken beginnt, dann zeigt sich gleich am Anfang, daß wir es nicht nur mit ethischen und anthropologischen, sondern bald auch mit gesellschaftspolitischen Problemen zu tun haben werden.

Werfen wir vor diesem Hintergrund einen zweiten Blick auf die biologische Psychiatrie. Es ist ganz offensichtlich, daß mit diesem Ansatz erstmals viele Arten des Leidens bekämpft und vielleicht sogar ausgerottet werden können, unter denen die Menschheit seit vielen Jahrtausenden gelitten hat. In diesem Sinne ist es für jeden von uns ein Glücksfall und auch ein Privileg, in einer Zeit leben zu dürfen, in der sich endlich neue Heilungschancen für viele der schrecklichsten Krankheiten eröffnen, die Millionen von Menschen seit Anbeginn der Geschichte quälen. Viele dieser Krankheiten können das Leben in einen endlosen höllischen Alptraum verwandeln. Sie berauben den Patienten – nicht selten unwiderruflich – seiner Würde, seiner Freiheit und seiner Autonomie. Deshalb ist die Bedeutung von neuen Formen der medikamentösen Kurzzeittherapie und von Fortschritten auf dem Gebiet der pharmakologisch orientierten Psychotherapie kaum zu unterschätzen. Sich ihnen entgegenzustellen oder sie auch nur aus Bequemlichkeit zu ignorieren, wäre zynisch und menschenverachtend gegenüber den Patienten.

Trotzdem ist die erste Reaktion auf medikamentöse Ansätze in der Psychiatrie bei vielen ein dumpfes Unbehagen:

Wohin führt das alles? Sind Liebe und Vertrauen, sind auf einmal auch nicht-krankhafte Bewußtseinszustände im Grunde nichts anderes als neurochemische Vorgänge im Gehirn? Was für ein Bild vom Menschen liegt diesem methodischen Ansatz überhaupt zugrunde? Ein typischer Vorwurf ist: »Die biologische Psychiatrie will den Menschen und sein Bewußtsein auf Gehirnvorgänge reduzieren!« Wenn man die öffentliche Debatte verschleiern und sich dabei dem spontanen Beifall des Publikums sicher sein will, dann sind solche Parolen ein probates Mittel. Sie funktionieren fast immer.

Viele Menschen verstehen nämlich nicht, daß »Reduktion« eine Beziehung zwischen Theorien ist und nicht zwischen Phänomenen. Was soll das heißen? Man kann eine *Theorie* über Regenbogen zurückführen auf eine neue und einfachere *Theorie*, z.B. über elektromagnetische Schwingungen. Der Regenbogen selbst aber – das Phänomen, über das die Theorie redet – bleibt davon unberührt. Der Regenbogen bleibt genauso ergreifend und schön, auch wenn es nun eine physikalische Erklärung für sein Zustandekommen gibt.

Wenn sich eine *Theorie* über die Seele, über das bewußte Erleben und über Liebe und Vertrauen tatsächlich einmal in weiten Teilen auf eine neue *Theorie* über Vorgänge im Gehirn zurückführen ließe, dann kann man wieder sagen: Der Fluß des subjektiven Erlebens wird dadurch nicht weniger ergreifend und nicht weniger schön. Keine Wissenschaft und keine seriöse Form der Psychiatrie will »den Menschen« oder »das Bewußtsein« reduzieren. Die Phänomene bleiben gleich, die Theorien, mit denen wir diese Phänomene beschreiben, ändern sich. Natürlich – diesen Punkt muß man sehen – ist die Situation gerade beim Phänomen des Bewußtseins nicht so einfach: Die Meinungen, die wir über unser eigenes Bewußtsein und seine Entstehungsbedingungen haben, beeinflussen indirekt wieder seinen Inhalt. Und seine Inhalte wiederum bestimmen, wie Menschen letztlich miteinander umgehen, zum Beispiel welches Verhältnis der Arzt zum Patienten aufbaut und umgekehrt. Davon später mehr.

Woher also das Unbehagen? Eine weitere Überlegung ist, daß die Eingriffstiefe der biologischen Psychiatrie in das menschliche Gehirn zu groß sein könnte. Es ist schließlich der komplizierteste physikalische Gegenstand in dem uns bekannten Teil des Universums. Genau wie unsere Umwelt besteht er aus einer Vielzahl miteinander gekoppelter und sehr fein aufeinander abgestimmter Kreisläufe. Kleine Veränderungen können unter Umständen zu großen und nicht vorhersehbaren Verschiebungen im Verhalten des Gesamtsystems führen. Ist die medikamentös orientierte Psychiatrie nicht schon deshalb problematisch, weil sie – genau wie die Umweltpolitik vieler Länder – mit Risiken kalkuliert, mit denen man schon aus moralischen Gründen einfach nicht kalkulieren *darf*, eben weil diese Risiken *prinzipiell* nicht zu überschauen sind? Könnte sie sozusagen die »psychische Ökologie« von Einzelpatienten und langfristig vielleicht dauerhaft die ganzer Gesellschaften durcheinanderbringen?

Um diese Fragen zu beantworten, muß man unterscheiden zwischen dem schweren Leiden von individuellen Patienten und der möglichen Anwendung von Psychopharmaka auf breiter Basis. Es wäre inhuman, psychisch Schwerstkranken moderne Therapieformen vorzuenthalten, auch wenn diese neue Risiken mit sich bringen. Inhuman ist es auch, wider besseres Wissen an veralteten theoretischen Modellen festzuhalten und Patienten mit unwirksameren Methoden zu behandeln. Eine einfache Güterabwägung wird in den meisten Fällen für die präzisere Therapieform sprechen: Der Schaden, der einem individuellen menschlichen Leben durch eine dauerhafte seelische Erkrankung zugefügt wird, überwiegt die meisten medizinischen Risiken. Etwas ganz anderes ist die Verabreichung von »Psychovitaminen« oder »Psychokosmetika« in der Gesamtbevölkerung. Hier ist offensichtlich, daß kein Experte die Folgen für die Gesellschaft als Ganze überschauen kann. Schon der weitverbreitete Genuß von Alkohol, Nikotin und Koffein fordert auf der ganzen Erde einen Preis, dessen Höhe niemand wirklich kennt.

Welchen Preis sind wir überhaupt bereit, für den Erkenntnisfortschritt in der naturwissenschaftlichen Psychiatrie zu bezahlen? Auf rein wirtschaftlicher Ebene scheint sich abzuzeichnen, daß viele der neuen Methoden für die Psychotherapie sowohl effektiver als auch billiger sind als ihre Vorläufer. Diese Tatsache *allein* darf natürlich niemals zu einem Argument für ihren unkritischen Einsatz werden. Worum es geht: Wir müssen den Gesamtpreis, den wir alle für den Fortschritt in der Hirnforschung bezahlen, so niedrig wie möglich halten. Diesen Preis zahlen wir in erster Linie auf soziokultureller und auf emotionaler Ebene. Hier besteht er unter anderem in dem, was ich eben als das »Unbehagen« bezeichnet habe: Wir werden verunsichert in vielen unserer liebgewordenen Meinungen über uns selbst, weil die ersten Erfolge der biologischen Psychiatrie uns zwingen, neu über uns selbst und darüber nachzudenken, was unser Menschsein ausmacht. Der »soziokulturelle« Preis dagegen könnte in einer Vielzahl von unerwünschten Nebenwirkungen neuer Handlungsmöglichkeiten in bezug auf das gesellschaftliche Zusammenleben bestehen. Viele befürchten, daß die biologische Psychiatrie uns deshalb auch auf gesellschaftlicher Ebene schleichend in eine andere, in eine reduzierte soziale Wirklichkeit führen könnte. Mißbrauch und Manipulation müssen deshalb verhindert werden, insbesondere auch der *Selbst*mißbrauch und die *Selbst*manipulation.

Dies erfordert vor allem sorgfältige und unvoreingenommene Überlegungen in dem neuen Bereich der Medizinethik. Hier kann man noch einmal Fragen der innerwissenschaftlichen Ethik und Fragen der angewandten Ethik beim konkreten medizinischen Einsatz neuer Technologien unterscheiden. Erforderlich ist also die parallele Beurteilung sowohl von *forschendem* Handeln als auch von *therapeutischem* Handeln. Am Ende geht es auch um Wissenschaftspolitik und um Gesundheitspolitik. Und schließlich sind wir immer auch mit einer Reihe von sehr allgemeinen Fragen konfrontiert, die zum Beispiel die kulturelle Einbettung des medizintechnologischen Fortschritts betreffen *(Technologiefolgenabschätzung)*, vor allem aber auch die Konsequenzen unseres gewandelten Bildes von uns selbst *(»Anthropologiefolgenabschätzung«)*.

Was kann man nun in ethischer Hinsicht über die biologische Psychiatrie und ihre Nachbardisziplinen sagen? Die betroffenen Wissenschaftler haben grundsätzlich das Recht, ein weiteres Festhalten am Ideal maximaler Denk- und Forschungsfreiheit zu fordern. Im Gegenzug sollten sie zu einer freiwilligen ethischen Selbstbindung bereit sein. Entsprechend dem Grundprinzip der Minimierung subjektiven Leidens sollten neben der Grundlagenforschung solche Forschungsaktivitäten Vorrang haben, die direkt dazu beitragen, daß psychisches und körperliches Leiden von Menschen gemildert wird.

Eine Forschungsethik für die biologische Psychiatrie darf jedoch nicht nur eine Ethik für Menschen sein: Objekte ethischer Überlegungen müssen auch solche empfindungsfähigen Wesen sein, die nicht denken können und sich selbst keine moralischen Verpflichtungen uns Menschen gegenüber auferlegen können. Das zentrale Kriterium ist hier nicht Rationalität, sondern *Leidensfähigkeit*. Die betroffenen Wissenschaftler sollten sich deshalb verpflichten, auch das Leiden von Versuchstieren immer weiter zu minimieren. Dies muß durch eine ständige, aktive und staatlich kontrollierte Optimierung der Haltungs- und Versuchsbedingungen für solche Tiere geschehen sowie durch den vermehrten Einsatz von Computersimulationen und internationalen Datenbanken. Bei der Behandlung von Versuchstieren muß dieselbe Sorgfalt herrschen wie bei menschlichen Patienten. Diese Strategie der aktiven und fortschreitenden Minimierung des Leidens von Versuchstieren erfordert eigene Forschungsprojekte und eigene Budgets. Erforderlich ist deshalb eine *institutionalisierte* Form der Suche nach Alternativen von vergleichbarer Wirksamkeit.

Die Grundprinzipien der Verminderung subjektiven Leidens bedeuten aber zum Beispiel auch, daß die relevanten wissenschaftlichen Institutionen kein Geld aus Militärbudgets annehmen dürfen. Natürlich wäre es naiv zu meinen, die militärische Verwendung von neuem Wissen aus der Hirnforschung ließe sich dauerhaft blockieren. Trotzdem: Die militärische Umsetzung psychopharmakologischer Erkenntnisse muß so weit wie eben möglich verhindert werden. Deshalb muß unter ethischen Gesichtspunkten von allen beteiligten Wissenschaftlern verlangt werden, sich nach Kräften *aktiv* dafür einzusetzen, daß sie nicht indirekt von ihren Auftrag- oder Geldgebern getäuscht werden und daß in der Zukunft jede militärische Nutzung der von ihnen erarbeiteten Forschungsergebnisse unterbleibt. In allen Zweifelsfällen liegt die ethische Verantwortung auf seiten der Wissenschaftler. Als Experten sollten sich deshalb alle in den fraglichen Gebieten der Hirnforschung arbeitenden Wissenschaftler verpflichten, die Öffentlichkeit und die Vertreter der demokratischen Institutionen im Rahmen der ihnen gegebenen Möglichkeiten regelmäßig und so früh wie möglich über potentielle Gefahren oder bevorstehenden Mißbrauch der von ihnen erarbeiteten wissenschaftlichen Erkenntnisse zu informieren. Die Transparenz der Forschung liegt im moralischen Verantwortungsbereich der Experten.

Die Patienten dagegen haben ein Recht, vor den spezifischen Interessen des Medizinbetriebs und der Medizinindustrie geschützt zu werden. Was heißt das für die praktische Umsetzung von fortgeschrittenen psychopharmakologischen

Methoden im medizinischen Alltag? Unter anderem muß das Prinzip der *Patientenautonomie* maximiert werden: In erster Linie hat der *Patient* zu entscheiden, wie groß sein Leidensdruck wirklich ist und welche Risiken er einzugehen bereit ist. Was Schadensvermeidung (die richtige Interpretation des Non-Malefizienzprinzips) und was eine wirkliche Hilfeleistung (die richtige Interpretation des Benefizienzprinzips) in seinem eigenen Fall ist, entscheidet also immer auch er selbst. Er hat Anspruch darauf, sämtliche medizinischen Informationen zu erhalten, die über ihn gesammelt worden sind. Wie weit er diesen Anspruch einlösen will, sollte ihm selbst überlassen bleiben.

Die Realisierung von Patientenautonomie könnte zum Beispiel die Einführung von Patienten*anwälten* beinhalten, das heißt von Fachleuten, die nicht die Interessen der Forschung und des Medizinbetriebs vertreten, sondern eigens dazu geschult worden sind, dem Patienten bei seiner Entscheidungsfindung behilflich zu sein. Ein solcher Patientenanwalt könnte dem Patienten zum Beispiel bei der Einschätzung von Nebenwirkungen und möglichen Langzeitfolgen von neuen Psychopharmaka helfen. Grundsätzlich sind auch nur begrenzt einwilligungsfähige Patienten so weit wie möglich in das Einwilligungsverfahren mit einzubeziehen.

Das Ausmaß der Information und seine wechselseitige Steuerung durch Arzt und Patient ist deshalb selbst Gegenstand ethischer Überlegungen. Nach dem jeweiligen Erkenntnisstand als *riskant* oder wissenschaftlich unabgesichert zu beurteilende neurotechnologische Eingriffe an nicht einwilli-

gungsfähigen Patienten sind weder unter dem Benefizienz-
prinzip noch zu Forschungszwecken erlaubt. Auf der anderen
Seite darf nicht übersehen werden, daß viele bahnbrechende
Erfolge der medizinischen Forschung in der Vergangenheit
eben nur durch genau solche riskanten therapeutischen und
medizintechnischen Experimente erzielt werden konnten.
Patienten, die aus diesem Grund und nach reiflicher Überlegung und Beratung bereit sind, durch die Erhöhung ihres persönlichen Risikos das potentielle Leiden zukünftiger Patienten
zu mildern, sollten das Recht besitzen, dies auch zu tun.

Auch die Öffentlichkeit sollte bald in eine differenzierte
und auf breiter Ebene geführte Diskussion eingebunden werden, die sich über den üblichen Rahmen der demokratischen
Institutionen hinaus erstreckt. Die Gegenstände einer solchen
ethischen Diskussion sollten zunächst nur die neuen Handlungsmöglichkeiten *im einzelnen* sein – zum Beispiel der medizinische Einsatz bestimmter neuer Psychopharmaka. Dabei
geht es nicht nur um ihre Begrenzung, sondern vor allem auch
um ihre rationale Nutzung. Das grundlegende ethische Ziel ist
dementsprechend ein Gewinn von Freiheiten für das Indivi-
duum, mit denen es sich gleichzeitig neu entstehenden Gefahren – etwa erweiterten Manipulationsmöglichkeiten – erfolgreich widersetzen kann. Bei weiterführenden Überlegungen in
dieser Richtung darf jedoch auch die *sozial*ethische Dimensi-
on der Problematik nicht ausgeblendet werden. Ich denke
dabei an die kulturelle Umsetzung der neuen Erkenntnisse
und die sich beschleunigende Eigendynamik der Gesamtent-
wicklung.

Denn mittlerweile geht es um wesentlich mehr: Es geht um etwas, das ich als »Bewußtseinsethik« und »Bewußtseinskultur« bezeichnen möchte. Beides brauchen wir, um neben den rein medizinischen Risiken der neuen Ansätze in der Psychotherapie auch das so gering wie möglich zu halten, was ich zuvor den emotionalen und den soziokulturellen Preis der Entwicklung genannt habe. Die biologische Psychiatrie oder die medizinische Neurotechnologie sind nämlich nur eingeschränkte Sonderfälle einer wesentlich umfassenderen Entwicklung. Wir befinden uns bereits seit einiger Zeit auf dem Weg zu einer völlig neuen Theorie darüber, was geistige Zustände *überhaupt* sind, weil die neurobiologischen Grundlagen solcher Zustände nun – ob wir es wollen oder nicht – immer deutlicher hervortreten. Auf der Ebene der technologischen Umsetzung dieses neuen Wissens werden sich in der Zukunft mit wachsender Geschwindigkeit immer größere Handlungsspielräume eröffnen, in denen nicht nur die klassischen abendländischen Moralvorstellungen versagen. Eine Theorie über das menschliche Gehirn wird früher oder später immer auch eine Theorie über das menschliche Bewußtsein beinhalten, eine Theorie über das, was Philosophen gerne als *Subjektivität* zu bezeichnen pflegen. Auch die fortgeschrittenen medizinischen Neuro- und Informationstechnologien der Zukunft werden in vielen Fällen *Bewußtsein*technologien sein. Genau dasselbe gilt auch für die pharmakologisch orientierte Psychiatrie des nächsten Jahrhunderts.

Was wir derzeit erleben, ist allem Anschein nach erst der Anfang einer umwälzenden Entwicklung: Menschliches

Bewußtsein wird in immer größerem Ausmaß technisch verfügbar, subjektives Erleben kann immer genauer beeinflußt und darum auch effektiver manipuliert werden. Deshalb wird es für uns alle um so notwendiger, sich – über den medizinisch-psychiatrischen Gesundheitsbegriff hinausgehend – Gedanken darüber zu machen, welche Bewußtseinszustände überhaupt interessante oder *wünschenswerte* Bewußtseinszustände sind. Wir brauchen deshalb nicht nur eine Neuroethik, sondern auch eine Bewußtseinsethik.

Das Projekt ist äußerst schwierig, weil es dabei im Grunde nicht nur um eine ethische Bewertung bestimmter Handlungsformen, sondern um die normative Einschätzung von *Erlebnisformen* im allgemeinen geht. Bewußtseinsethik könnte man als einen neuen Teil der Ethik verstehen, der sich mit solchen Handlungen auseinandersetzt, deren primäres Ziel es ist, den Inhalt der geistigen Zustände des Handelnden oder anderer Personen in einer bestimmten Richtung zu verändern. Wonach viele bereits suchen, ist eine »normative Psychologie«: Eine überzeugende Theorie darüber, was überhaupt gute und anstrebenswerte Bewußtseinszustände sind. Für eine solche Theorie würden sich allerdings genau dieselben Begründungs- und Verallgemeinerungsprobleme stellen wie in der normativen Ethik.

Vielleicht kann es so etwas wie eine verbindliche Bewußtseinsethik aus prinzipiellen Gründen gar nicht geben. Denn was ist überhaupt ein »guter« Bewußtseinszustand? Gibt es auch im normalen Alltag Formen des subjektiven Erlebens und der Selbsterfahrung, die »besser« sind als andere? Dies betrifft dann nicht mehr nur die medizinethischen Konsequenzen des ärztlichen Zugriffs auf das menschliche Gehirn, sondern vielfältige Bereiche: die Behandlung von Sterbenden oder von nicht-menschlichen Lebewesen, die Drogenpolitik oder die Pädagogik. Am Ende geht es natürlich um die klassische Frage, was überhaupt ein »gutes Leben« ist. Wenn die Diskussion um die biologische Psychiatrie dazu führen sollte, daß auch über solche Fragen wieder verstärkt nachgedacht wird, dann bestünde zumindest die Chance, daß sich unsere Gesellschaft verändert. Vielleicht würde es langfristig dazu führen, daß manche psychiatrischen Erkrankungen gar nicht mehr entstehen.

Die Psychopharmakologie ist im Grunde das klassische Beispiel für vieles, was heute als »Neurotechnologie« bezeichnet wird und von dem ich behaupte, daß es in einem weiteren inhaltlichen Zusammenhang eben auch eine Bewußtseinstechnologie ist. Das Phänomen ist nicht neu. Der Einsatz psychoaktiver Substanzen zu medizinischen oder religiösen Zwecken ist eine der ältesten Bewußtseinstechnologien der Menschheitsgeschichte. Es wird bald – das hat der Autor dieses Buchs auf allgemeinverständliche Weise deutlich zu machen versucht – als Resultat der neurowissenschaftlichen Forschung viele neue Medikamente geben, die geistige Funktionen durch immer präzisere Veränderung *zerebraler* Funktionen modulieren oder wiederherstellen.

Diese Entwicklung wird uns ermöglichen, viele psychiatrische Erkrankungen oder auch ganz normale Alterserscheinungen wie die senile Demenz positiv zu beeinflussen. Sie eröffnet aber erstmals auch die Möglichkeit einer »kosmetischen Psychopharmakologie«, etwa in Form alltagstauglicher und für den Dauergebrauch geeigneter Stimmungsaufheller. Hier haben wir es zunächst bloß mit einer Grauzone der psychiatrischen Medizin zu tun, die durch den Gesetzgeber prinzipiell geregelt werden kann. Es wird aber immer auch eine illegale Psychopharmakologie geben, mit einer illegalen Industrie, die einen illegalen Markt mit immer neueren synthetischen Drogen, zum Beispiel vom Typ der Phenylethylamin-Derivate, bedient. Diesen Psychostimulantien begegnen wir in den Medien zur Zeit in erster Linie unter den Namen Ecstasy oder Mescalin, wobei Spuren gewisser Substanzen dieser Drogen sogar in der gewöhnlichen Schokolade vorkommen. Eine erste Diversifikationswelle war in den letzten zehn Jahren bereits zu beobachten, und es gibt keinen Grund zu der Annahme, es könnte die letzte gewesen sein. Deshalb könnte auch die Drogenproblematik als Nebeneffekt von Fortschritten in der Hirnforschung in Zukunft auf bisher ungeahnte Weise eskalieren.

Weil die Problematik sich aus vielen Gründen nicht auf die Psychiatrie und die Hirnforschung eingrenzen läßt, möchte ich es jetzt riskieren, unsere Ausgangsfragestellung ein zweites Mal zu erweitern. Denn es geht auch um mehr als nur um einen neuen Denkansatz für die angewandte Ethik, es geht um die *kulturelle* Umsetzung der neuen, von den Neurowissenschaften und der Informatik gelieferten Erkenntnisse selbst. Ich habe es bereits angedeutet: Aus den Neuro- und Kognitionswissenschaften sowie der Informatik ergibt sich nämlich zwangsläufig auch ein völlig neues Bild vom Menschen und eine neue Theorie darüber, was geistige Vorgänge *überhaupt* sind. Es ist bereits jetzt deutlich abzusehen, daß diese neue Anthropologie und die mit ihr einhergehende neue Theorie des Geistes fast allen traditionellen Vorstellungen vom Menschen und seinem inneren Leben dramatisch widersprechen wird. Meine These ist: Das allgemeine Bild vom Menschen wird sich im kommenden Jahrhundert durch die Fortschritte der Neuro-, Informations- und Kognitionswissenschaften tiefgreifender verändern als durch jede andere wissenschaftliche Revolution der Vergangenheit.

Dazu ein Beispiel: Nehmen wir an, die neuronalen und funktionalen Korrelate der wesentlichen Merkmale des Bewußtseins sind einmal erforscht. Für jeden einzelnen Bewußtseinszustand gäbe es dann einen entsprechenden Zustand im Gehirn; Leib und Seele sind dann nur noch zwei Seiten derselben Münze. Dann wird dies von vielen dahingehend interpretiert werden, daß die Annahme, es könnte – zum Beispiel nach dem physischen Tod – bewußtes Erleben auch in der Abwesenheit dieser körperlichen Basis geben, nur noch als grob irrational zu beurteilen ist. Wenn bewußtes Erleben einmal auf der begrifflichen Ebene der Hirnforschung einer reduktiven Erklärung zugänglich werden sollte, dann würde der klassische Begriff der »Seele« endgültig zu einem *leeren* Begriff: Noch an diesem klassischen Begriff orientierte Theorien werden dann genauso irrational erscheinen wie die Theorie, daß die Sonne sich in Wirklichkeit doch um die Erde dreht.

Das würde zum Beispiel bedeuten, daß überhaupt nicht mehr klar ist, was wir meinen könnten, wenn wir von biologischer *Psych*iatrie oder von *Psycho*analyse, *psycho*sozialen Langzeitfolgen, *psycho*somatischer Medizin, *Psycho*therapie, normativer *Psych*ologie oder auch mit Hilfe so beliebter Leerformeln wie der vom »Menschen in seiner leib-*seelischen* Ganzheit« sprechen. Es könnte aber auch dazu führen, daß Leute, die noch im Ernst an ein Leben nach dem Tod glauben oder hartnäckig mit altmodischen Begriffen wie dem der »Seele« operieren, genauso belächelt werden wie Leute, die heute noch im Ernst behaupten, daß die Sonne sich in Wirklichkeit doch um die Erde drehe. Das könnte dann auch für Ärzte gelten – und für Patienten.

Die Gefahr besteht deshalb nicht so sehr in der Reduktion einer alten Theorie auf eine neue Theorie, sondern darin, daß sich mit dem Aufkommen der biologischen Psychiatrie schrittweise auch ein reduziertes Arzt-Patienten-Verhältnis einschleichen könnte. Die gegenwärtig neu entstehende Anthropologie muß darum ebenfalls zum Gegenstand einer kritischen Diskussion gemacht werden. Denn es ist nicht unwahrscheinlich, daß die wichtigen neuen Beiträge zu unserem Bild vom Menschen in einigen Aspekten – zumindest aus der Perspektive klassischer Anthropologien und besonders im subjektiven Empfinden vieler Menschen – eine Demütigung und eine Kränkung darstellen werden. Auch auf *diese* Entwicklung muß die Öffentlichkeit in Gestalt einer rationalen und für alle offenen Diskussion vorbereitet werden.

Was wir im Grunde brauchen – auch dies ist meine

These –, ist eine neue *Bewußtseinskultur*. Diese Bewußtseinskultur muß auf gesamtgesellschaftlicher Ebene eine vernünftige und produktive Umsetzung der neuen Erkenntnisse und Handlungsmöglichkeiten leisten, die sich in der Zukunft mit steigender Geschwindigkeit aus der Forschungstätigkeit in den genannten Bereichen ergeben werden. Es ist nicht damit getan, auf bloß theoretischer Ebene die ethischen Aspekte des Aufkommens von bestimmten neuen Medizin- oder von Bewußtseinstechnologien im allgemeinen zu diskutieren. Es geht auch nicht einfach nur darum, die psychiatrische Praxis in wissenschaftlicher und pharmakologischer Hinsicht immer weiter zu optimieren.

Die Kernfrage lautet: Wie können wir sowohl die technologische als auch die theoretische Entwicklung in eine kulturelle Evolution einbetten, die mit ihnen Schritt halten kann? Wir brauchen eine Technologiefolgenabschätzung, müssen aber auch die generelle bewußtseinsethische Diskussion in gesamtgesellschaftliche Handlungszusammenhänge integrieren. Letztlich geht es um eine »Anthropologiefolgenabschätzung« – und vor allem darum, daß wir den Tatsachen ins Auge blicken. Es ist aus diesem Grund wichtig, daß die notwendig werdende öffentliche Debatte rechtzeitig und auf transparente Weise geführt wird, bevor uns die gesellschaftlichen Folgen der von uns selbst entwickelten Bewußtseinstechnologien überrollen.

Mir geht es hier in erster Linie um den Gedanken einer rationalen Bewußtseinskultur, und nicht um spezielle Inhalte. Trotzdem ist es hilfreich, aus dieser erweiterten Perspektive

einen letzten Blick auf unser Problem zu riskieren. Was könnte Bewußtseinskultur heißen? Zunächst muß man verstehen,
daß Bewußtseinskultur nichts mit organisierter Religion oder
einer bestimmten politischen Vision zu tun hat. Bewußtseinskultur wird immer darin bestehen, Individuen dazu zu
ermutigen, die Verantwortung für ihr eigenes Leben zu über-
nehmen. Den gegenwärtigen Mangel an echter Bewußtseinskultur kann man als gesellschaftlichen Ausdruck des stecken-
gebliebenen Projekts der Aufklärung deuten: Was uns fehlt, ist
nicht Glauben, sondern Wissen; was uns fehlt, ist nicht Meta-
physik, sondern eine neue Variante praktischer Rationalität,
und zwar in bezug auf die aktive Benutzung des eigenen
Gehirns zur Steuerung des bewußten Erlebens. Deshalb muß
man sich vor all jenen hüten, die die Buntheit und Vielfalt des
subjektiven Erlebnisraums ausbeuten wollen, weil sie etwas zu
verkaufen haben: Eine Weltanschauung oder bloß sich selbst,
plumpen Hedonismus oder pseudo-spirituelles Geschwätz.
Gefährlich sind auch all jene, die nur Beweise für das suchen,
was sie immer schon glauben wollten: Die, die *nur* schöne
Gefühle oder eine trügerische Sicherheit suchen und neue
wissenschaftliche Erkenntnisse über den Zusammenhang zwischen Gehirn und Bewußtsein lediglich für die verschiedenen
Formen geistigen Schrebergärtnertums mißbrauchen wollen.

Am Anfang habe ich die Frage gestellt: Woher kommt das
Unbehagen an der biologischen Psychiatrie? Ein wichtiger
Grund ist sicher auch die Befürchtung, daß die biologische
Psychiatrie – neben all ihren segensreichen Auswirkungen –
zu einer neuen Ideologie werden könnte. Sie könnte zu einer

Weltanschauung mutieren, die bei psychischen Erkrankungen die zwischenmenschliche Entstehungsgeschichte ausblendet und als Folge davon die Untersuchung der sozialen Aspekte des Krankheitsgeschehens auch in Forschung und Therapie in den Hintergrund drängt.

Weil sie es mit der Seele zu tun hat, ist die Psychologie traditionell ein ideologisch umkämpftes Gebiet. Deshalb findet man nicht nur in der Alternativmedizin all jene, für die Psychotherapie als Religionsersatz fungiert, als ein Ort, an dem sie ihre Lieblingstheorien über den Menschen und seine Seele an Leidenden ausprobieren können. Sie selbst können dabei die trügerische gefühlsmäßige Sicherheit genießen, die darin liegt, daß man sich einem gegen vernünftige Kritik und neue Erkenntnisse immunen System, einer Lehre, einer Bewegung angeschlossen hat. Es ist klar, daß auch die biologische Psychiatrie jederzeit zu einem solchen Religionsersatz werden kann. Rationale Bewußtseinskultur bedeutet, solchen Entwicklungen immer wieder entgegenzutreten um auch auf dieser Ebene den Preis, den wir für den naturwissenschaftlichen Erkenntnisfortschritt zahlen, so gering wie möglich zu halten.

Auf rein wirtschaftlicher Ebene muß in diesem Zusammenhang neben der Alkohol-, Nikotin- und Koffeinindustrie vor allem die Pharmaindustrie genannt werden: Natürlich hat auch diese Industrie ein starkes kommerzielles Interesse an der Weiterentwicklung der biologischen Psychiatrie. Auch sie will in erster Linie etwas verkaufen. Auch sie hat auf rein ökonomischer Ebene das Interesse, den Preis, den wir alle für den Erkenntnisfortschritt in der Medizin zahlen, möglichst hoch zu halten. Dieses kommerzielle Interesse an der Vermarktung neuer wissenschaftlicher Erkenntnisse aus der Psychopharmakologie verbindet sie mit der eben bereits erwähnten illegalen Industrie, nämlich mit der Drogenmafia. Bewußtseinskultur bedeutet – sowohl im legalen wie im illegalen Bereich –, den einzelnen Menschen und seine geistige Gesundheit vor kommerziellen Interessen zu schützen.

Die Situation im Bereich der Drogenpolitik ist verfahren. Wie soll eine Regierung, die nicht einmal in der Lage ist – und es stellt sich durchaus die Frage, ob sie es überhaupt will –, die Werbung für Alkohol- und Tabakprodukte zu verbieten, jemals das Vertrauen der jungen Generation wiedererlangen? Der Schaden ist beträchtlich, der bereits durch jahrzehntelange Desinformation und eine undifferenzierte Prohibitionspolitik angerichtet worden ist. Rationale Bewußtseinskultur muß in diesem Bereich zunächst bedeuten, eine kritische Bestandsaufnahme vorzunehmen. Die von einer Gesellschaft zum Erzeugen veränderter Bewußtseinszustände eingesetzten psychoaktiven Substanzen spiegeln sehr deutlich nicht nur deren kulturelles Niveau, sondern auch die bewußtseinsethischen Werte und Ideale wider, durch die das individuelle Verhalten gesteuert wird. *Eine* solche einfache Tatsache besteht darin, daß von achtzig Millionen in Deutschland lebenden Menschen zehn Millionen alkoholsüchtig sind und etwa eine Million medikamentenabhängig. Von illegalen Drogen dagegen sind nur 50.000 Personen abhängig. Das heuchlerische Scheingefecht gegen die illegalen psychoaktiven Substanzen dient, so könnte man vermuten, der gesamtgesellschaftlichen Verdrängung dieses Sachverhalts und dazu, die hohen Opportunitätskosten der gegenwärtigen Drogenpolitik zu verschleiern. Eine *andere* einfache Tatsache besteht dagegen darin, daß der Kampf gegen die illegalen Drogen längst verloren ist: *Drugs are here to stay.*

Ganz ähnlich wie bei der Herstellung und Entwicklung von neuen Rüstungsgütern gilt aber auch für die biologische Psychiatrie, daß alle ihre Entdeckungen sich mittelfristig über den ganzen Planeten verbreiten werden. Genau wie bei neuen Waffensystemen wird auch hier das organisierte Verbrechen ein Interesse daran haben, die Verfügbarkeit ganz bestimmter neuer psychoaktiver Substanzen über den streng geregelten medizinischen Rahmen hinaus zu erhöhen. Diesen Aspekt der Problematik darf man nicht übersehen: Mittelfristig kann es zu einer Proliferation kommen, gegen die jede Repressionspolitik versagen wird. In den reichen Industrieländern ist die gesamtgesellschaftliche Verfügbarkeit, die Qualität und die Preisstabilität von Cannabisprodukten, Halluzinogenen, von Opiaten und Stimulantien gleichbleibend hoch, weil die entsprechenden Märkte seit langem relativ reibungslos funktionieren.

Bewußtseinskultur in der Drogenpolitik würde zuerst bedeuten, solchen einfachen Tatsachen und sich selbst gegenüber ehrlich zu sein. Erst dann könnte es im Bereich der illegalen psychoaktiven Substanzen gelingen, die überwiegend jugendlichen Konsumenten überhaupt wieder zugänglich zu machen für staatliche Informations- und Beratungsmaßnahmen. Erst dann könnte man untersuchen, woran es eigentlich liegt, daß ein so uninteressanter Bewußtseinszustand wie die durch Alkohol ausgelöste dumpfe Enthemmung zum globalen Spitzenreiter in der psychopharmakologischen Freizeitgestaltung werden konnte. Erst dann könnte man eine rationale Diskussion darüber einleiten, welche durch psychoaktive Substanzen ausgelösten Klassen von Bewußtseinszuständen wir – unter normativen Gesichtspunkten – überhaupt langfristig in unsere Kultur integrieren wollen und welche nicht.

In der Pädagogik – ein zweites von vielen möglichen Beispielen – könnte rationale Bewußtseinskultur bedeuten, die Trennung von Staat und Kirche in der Schule ein kleines Stück weiter voranzutreiben und in den dadurch gewonnenen Freiräumen ideologiefreie und säkularisierte Formen der Selbsterfahrung anzubieten. So könnte man an Schulen eine Einführung in ideologiefreie Formen von Meditation, autogenem Training, katathymem Bilderleben, Klartraumtraining usw. anbieten. Dadurch würde es jungen Menschen ermöglicht, auf ungefährliche Weise Grenzerfahrungen zu suchen und in eigener Regie veränderte Bewußtseinszustände ohne Suchtpotential zu entdecken. Die Suche nach solchen Grenzerfahrungen finden wir in dieser Lebensphase in vielen Kulturen. Auch in anderen kulturellen Traditionen begeben sich junge Erwachsene seit langem systematisch auf die Suche nach solchen Grenzzuständen des subjektiven Erlebens – allerdings meistens in einem rituellen Kontext. Die westliche Kultur hat dagegen äußerst wirksame und gefährliche Möglichkeiten zur Bewußtseinsveränderung entwickelt, ohne dafür einen angemessenen Kontext anbieten zu können.

Wesentlich besser wäre es deshalb, wenn Jugendliche dann,

wenn sie über ihre Eltern oder Freunde erstmals in Kontakt mit mehr oder weniger gefährlichen psychoaktiven Substanzen wie Alkohol oder Haschisch kommen, bereits über ungefährliche und nicht suchterzeugende *Alternativen* zur Selbsterfahrung und zum Erleben veränderter Bewußtseinszustände verfügten. Kurz: Bewußtseinskultur in der Schule muß über das akademisch-intellektuelle Bildungsideal hinausgehen, indem sie frühzeitig effektive Techniken vermittelt, mit denen die Schüler und Schülerinnen ihre Autonomie im Umgang mit dem eigenen Bewußtsein erhöhen können. Natürlich kann man darüber diskutieren, ob nicht auch Studenten und Professoren oder Psychiater einen Anspruch auf ein erweitertes Bildungsangebot im obigen Sinne haben sollten. Bewußtseinskultur müßte ihren Ausdruck nicht nur in der Schule, sondern auch in der Universität finden, ein weiterer Bereich, in dem eine zutiefst verfahrene Situation das Bild bestimmt.

Insbesondere besitzt das Projekt einer rationalen Bewußtseinskultur auch einen forschungspolitischen Aspekt: Welchen politischen Stellenwert besitzt überhaupt der wissenschaftliche Fortschritt in diesem Bereich der Selbsterkenntnis? Wieviel Geld ist der Gesellschaft die empirische Erforschung der Grundlagen des menschlichen Bewußtseins durch die Neuro- und Kognitionswissenschaften in Zukunft wert, wieviel Geld ist ihr dabei die begleitende philosophische Interpretation der einzelwissenschaftlichen Ergebnisse wert? Und: Wie wichtig ist es uns, daß dieser Erkenntnisfortschritt dann dem Rest der Gesellschaft überhaupt noch erfolgreich vermittelt wird?

All dies sind Fragen, die mit dem zu tun haben, was ich

»Bewußtseinskultur« genannt habe. Sie gehören zum erweiterten Problemhorizont der biologischen Psychiatrie und es ist wichtig, daß Antworten auf sie gefunden werden. Zunächst sind es nur relativ einfache und spezifische Fragen, die einen aktuellen Handlungsdruck erzeugen. Doch dann hängen die Antworten immer stärker von generellen Theorien darüber ab, was überhaupt ein Mensch ist, was es bedeutet, im bewußten Erleben eine Ich-Perspektive auf die Welt einzunehmen. Was wir brauchen, ist deshalb nicht nur medizinische Forschung, sondern auch Ethik und Philosophie des Geistes.

Mir scheint es wichtig, darauf hinzuweisen, daß die Diskussion um die moderne Neuromedizin uns deshalb so unangenehm berührt, weil sie auf einen sehr komplexen außermedizinischen Problemhorizont verweist, der uns bald immer näher rücken wird. Um diesen Herausforderungen in der Zukunft gesellschaftlich gerecht zu werden, brauchen wir neben harter naturwissenschaftlicher Forschung auch das, was ich auf sehr vorläufige Weise mit den Begriffen »Bewußtseinsethik« und »Bewußtseinkultur« angedeutet habe.

Eine kleine historische Schlußbemerkung: Bewußtseinskultur ist ein altes philosophisches Projekt. Schon Cicero hat die Philosophie als *cultura animi* bezeichnet, als Pflege der Seele – und in diesem Sinne mache ich an dieser Stelle bloß Werbung für einen sehr alten und etwas aus der Mode gekommenen Begriff von Philosophie. Die Liebe zur Weisheit als Pflege der Seele, dies ist, so denke ich, ein klassisches Motiv, das uns vielleicht bei den ersten Schritten in unserer gegenwärtigen Situation weiterhelfen könnte. Allerdings muß man zugeben, daß sich die Ausgangsbedingungen für das altehrwürdige Projekt einer Bewußtseinskultur seit Ciceros Zeiten ein wenig verändert haben. Deshalb benötigt die klassische Figur eine Neuinterpretation im Lichte unserer jüngsten empirischen Erkenntnisse über die neurobiologischen Grundlagen geistiger Vorgänge. Die Frage lautet deshalb: Was könnte Bewußtseinskultur – in medizinethischer, in forschungspolitischer und in soziokultureller Perspektive – heute heißen?

Danksagung

Ich danke allen, die mich beim Schreiben dieses kurzen Buches unterstützt und ermutigt haben. Vor allem danke ich meiner Frau Dr. Marcie Glickman, einer Neurowissenschaftlerin bei Cephalon, Inc., und ihrer Kollegin Dr. Kathy Siwicki, Professorin am Swarthmore College, für wichtige Einblicke in ihr Fachwissen. Luis Gonzalez bei Robert Ubell Associates danke ich für seine unerschütterliche Fröhlichkeit und seine aufmunternden Worte. Zu großem Dank verpflichtet bin ich Dr. Richard Restak, der nicht nur das Vorwort geschrieben, sondern auch das Manuskript gründlich gelesen und mir detaillierte und wertvolle Hinweise gegeben hat. Robert Ubell und John Rennie, einem Redakteur beim Scientific American, danke ich für ihre Arbeit als Lektoren. Und schließlich bedanke ich mich bei Dr. Mike Rivard, der mir ein Fenster zum Leben eines Psychiaters geöffnet hat.

Scott Veggeberg

Nachweis der Fotos

Weiterführende Literatur

Andreasen, Nancy C., *Das funktionsgestörte Gehirn. Einführung in die biologische Psychiatrie*. Göttingen, 1991.

Barondes, Samuel, *Moleküle und Psychosen. Der biologische Ansatz in der Psychiatrie*. Heidelberg, 1995.

Bootzin, Richard/Joan Acocella, *Abnormal Psychology*. New York, 1988.

Breggin, Peter R., *Talking Back to Prozac*. New York, 1994.

Ders., *Giftige Psychiatrie. Was Sie über Psychopharmaka, Elektroschock, Genetik und Biologie bei ›Schizophrenie‹, ›Depression‹ und ›manisch-depressiver Erkrankung‹ wissen sollten*. Heidelberg, 1996.

Eccles, John C., *Das Gehirn des Menschen. Sechs Vorlesungen für Hörer aller Fakultäten*. München, 1990

Ders., *Gehirn und Seele. Erkenntnisse der Neurophysiologie*. München, 1991.

Hendin, Herbert /Ann Pollinger Haas, *Wounds of War. The Psychological Aftermath of Combat in Vietnam*. New York, 1984.

Kakar, Sudhir, *Schamanen, Heilige und Ärzte. Psychotherapie und traditionelle indische Heilkunst*. München, 1984.

Kandel, Eric (Hrsg.), *Neurowissenschaften. Eine Einführung.* Heidelberg, 1995.

Kramer, Peter, *Listening to Prozac.* New York, 1993.

Maxmen, Jerrold, *The New Psychiatry.* New York, 1985.

Ng, Vivien, *Madness in Late Imperial China.* Oklahoma City, 1990.

Oepen, Godehard (Hrsg.), *Psychiatrie des rechten und linken Gehirns. Neuropsychologische Ansätze zum Verständnis von Persönlichkeit, Depression und Schizophrenie.* Köln, 1988.

Pöppel, Ernst (Hrsg.), *Gehirn und Bewußtsein.* Weinheim, 1989.

Rapoport, Judith, *Der Junge, der sich immer waschen mußte. Wenn Zwänge den Tag beherrschen.* München, 1993.

Restak, Richard, *Receptors.* New York, 1994.

Roth, Gerhard, *Das Gehirn und seine Wirklichkeit. Kognitive Neurobiologie und ihre philosophischen Konsequenzen.* Frankfurt/Main, 1996.

Rufer, Marc, *Glückspillen. Ecstasy, Prozac und das Comeback der Psychopharmaka.* Zürich, 1995.

Singer, Wolf (Hrsg.), *Gehirn und Kognition.* Heidelberg, 1992.

Ders., *Gehirn und Nervensystem. Woraus sie bestehen. Wie sie funktionieren. Was sie leisten.* Heidelberg, 1988.

Torrey, E. Fuller, *Surviving Schizophrenia: A Family Manual*. New York, 1988.

U. S. Congress, Office of Technology Assessment, *Biological Components of Substance Abuse and Addiction*. Washington D. C., 1993.

Valenstein, Elliott, *Great and Desperate Cures. The Rise and Decline of Psychosurgery and Other Radical Treatments for Mental Illness*. New York, 1986.

Zehentbauer, Josef, *Körpereigene Drogen. Die ungenutzten Fähigkeiten unseres Gehirns*. Zürich, 1996.